Mayr · Stossier

Die Candida-Diät

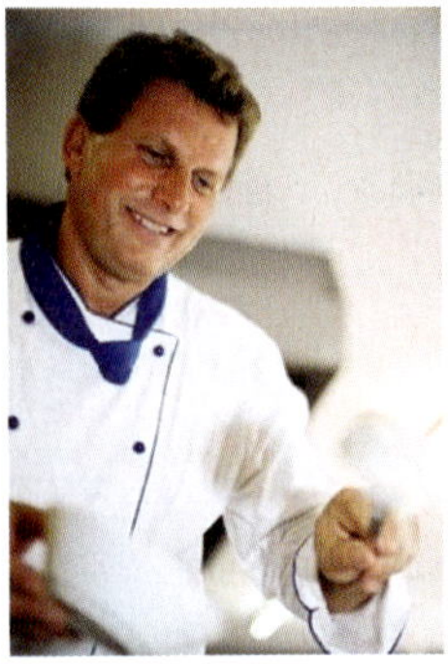

**Peter Mayr**
Dipl.-Diät-Küchenmeister Peter Mayr ist Ernährungsberater in Mayr-Kurhäusern und betreibt eine Gesundheits-Kochschule und ein Gesundheitsrestaurant nach F. X. Mayr in Klagenfurt.
Weitere Informationen erhalten Sie unter www.gustogenese.at

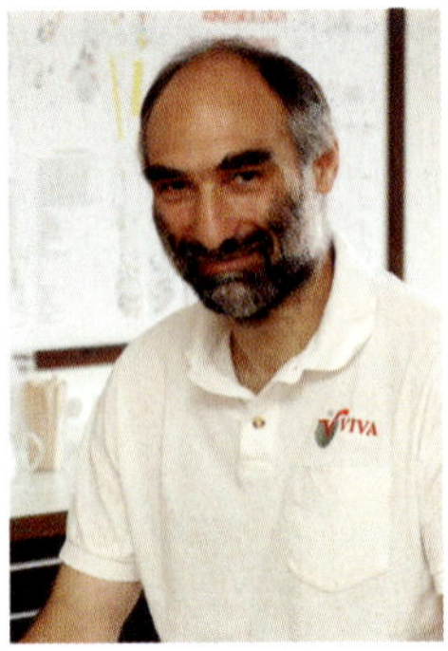

**Dr. med. Harald Stossier**
ist ärztlicher Leiter von VIVA – Das Zentrum für MODERNE MAYR MEDZIN in Maria Wörth, Österreich.
Weitere Informationen erhalten Sie unter www.viva-mayr.com

Peter Mayr
Dr. med. Harald Stossier
unter Mitarbeit von Dr. med. Robert Schmidhofer

# Die Candida-Diät – Endlich Schluss mit Darmpilzen

- Der 3-Sufen-Plan zur Darmsanierung
- Köstlich und gesund: die 126 besten Rezepte

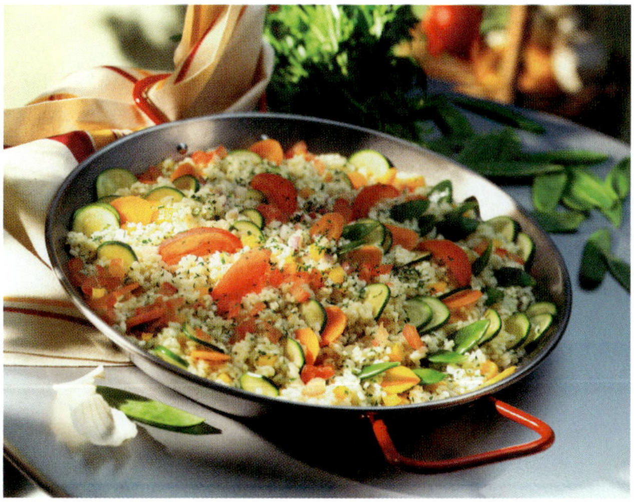

Haug

## Was ist eine Pilzerkrankung?

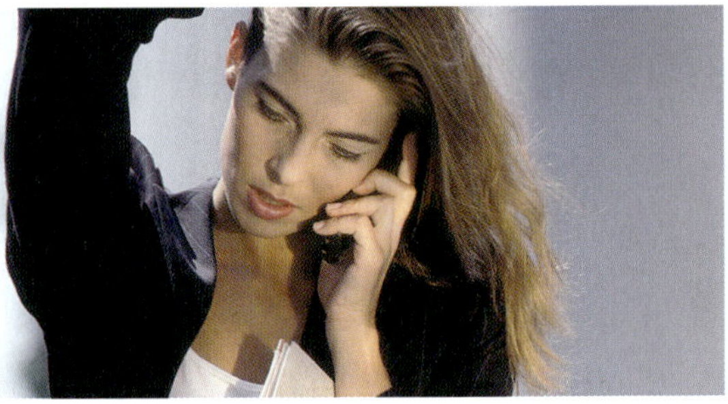



## Die Pilzbehandlung

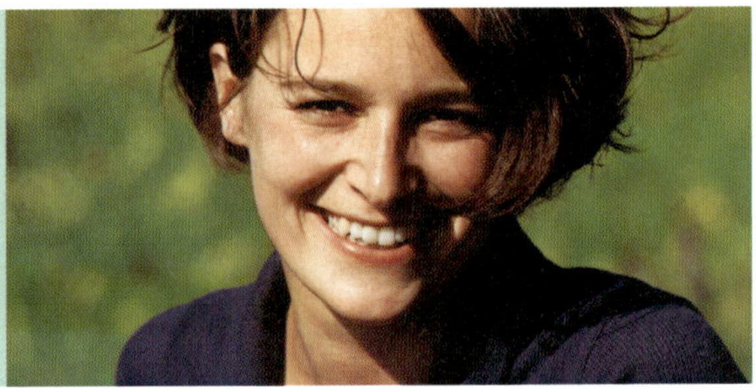

## Die Anti-Pilz-Diät

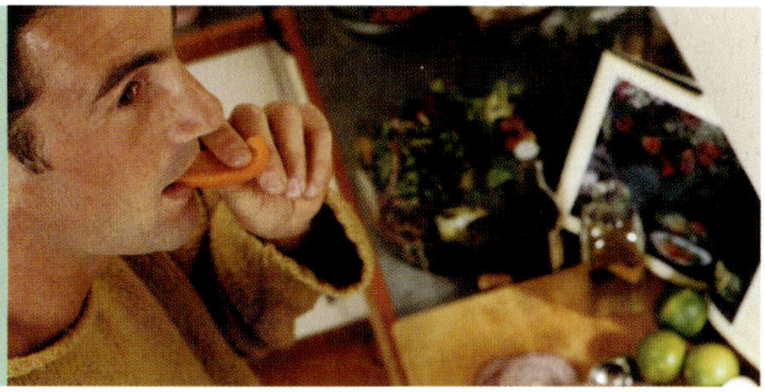

# Vorwort zur 3. Auflage

Vor einigen Jahren ist die Medizin von einer richtigen „Candida-Welle“ erfasst worden. Bei allen Kongressen und Tagungen wurde davon berichtet, viele kontroverse Diskussionen geführt – aber nach kurzer Zeit sind alle zum Alltag zurückgekehrt. Was von der Euphorie blieb, ist nur die Tatsache, dass die Candida nach wie vor zu einer häufigen Belastung gehört. Es war sicher übertrieben, dass im Zuge der Candida-Hysterie nahezu alle Beschwerden einer Pilzbelastung zugerechnet wurden. Aber ebenso ist es jetzt eine Vernachlässigung und Ignoranz, bei den zahlreichen typischen Beschwerden nicht an eine Pilzbelastung zu denken.

Somit hat sich an der Aktualität des vorliegenden Buches seit der 1. Auflage nichts geändert. Das Diagnose- und Behandlungskonzept hat vom Grundsatz her nach wie vor Gültigkeit und wurde lediglich erweitert und aktualisiert. Im Laufe der Jahre haben sich die Erfahrungen mehr als bestätigt.

Die Pilzerkrankung stellt einen besonderen Lebensabschnitt dar. War es durch die verschiedenen Lebensumstände dem Pilz gelungen „Krankheitscharakter“ zu erhalten, so ist eine Änderung der Ernährungs-, aber auch der Lebensweise notwendig. Diese Umstellungsphase dauert in der Regel 4–6 Wochen (sollte aber auch nicht länger dauern!), muss aber in der Folge „das Leben verändern“. Ansonsten kehrt die Erkrankung unweigerlich zurück. Es gibt nämlich keine Immunität gegen Pilze. Daher ist dies eine der wichtigsten Lern- und Motivationsfaktoren während der Therapie. Die individuellen Stressbelastungen sollten so verändert werden, dass sie nicht mehr in der Überforderung des Immunsystems enden. Neben der Ernährung spielen hier vor allem Mineralstoffe, Vitamine, Spurenelemente, Umweltfaktoren, aber auch emotionale Belastungen eine besondere Rolle. Gerade letztere zeigen sich als bedeutungsvoll, wenn es um eine umfassende Gesundung geht.

Die Zeit der „strengen Pilztherapie“ ist auch eine Zeit der persönlichen Reflexion und Bewährung. Unweigerlich werden alte Gewohnheiten auf ihre Sinnhaftigkeit hinterfragt und gegebenenfalls auch positiv verändert. Solche Veränderungen brauchen aber eine Führung. Daher empfehlen wir, eine Pilztherapie unter der Anleitung eines fachkundigen Arztes durchzuführen. Der Erfolg wird Sie überzeugen. Es geht nämlich nicht darum, den Pilz „auszuhungern“, sondern die Erkrankung zum Anlass zu nehmen, den eigenen Lebensweg in Richtung Gesundheit zu gestalten. Dabei soll Ihnen – verehrter Leser – das vorliegende Buch Anleitung und Hilfe sein.

Viel Erfolg wünschen Ihnen dabei

die Autoren.

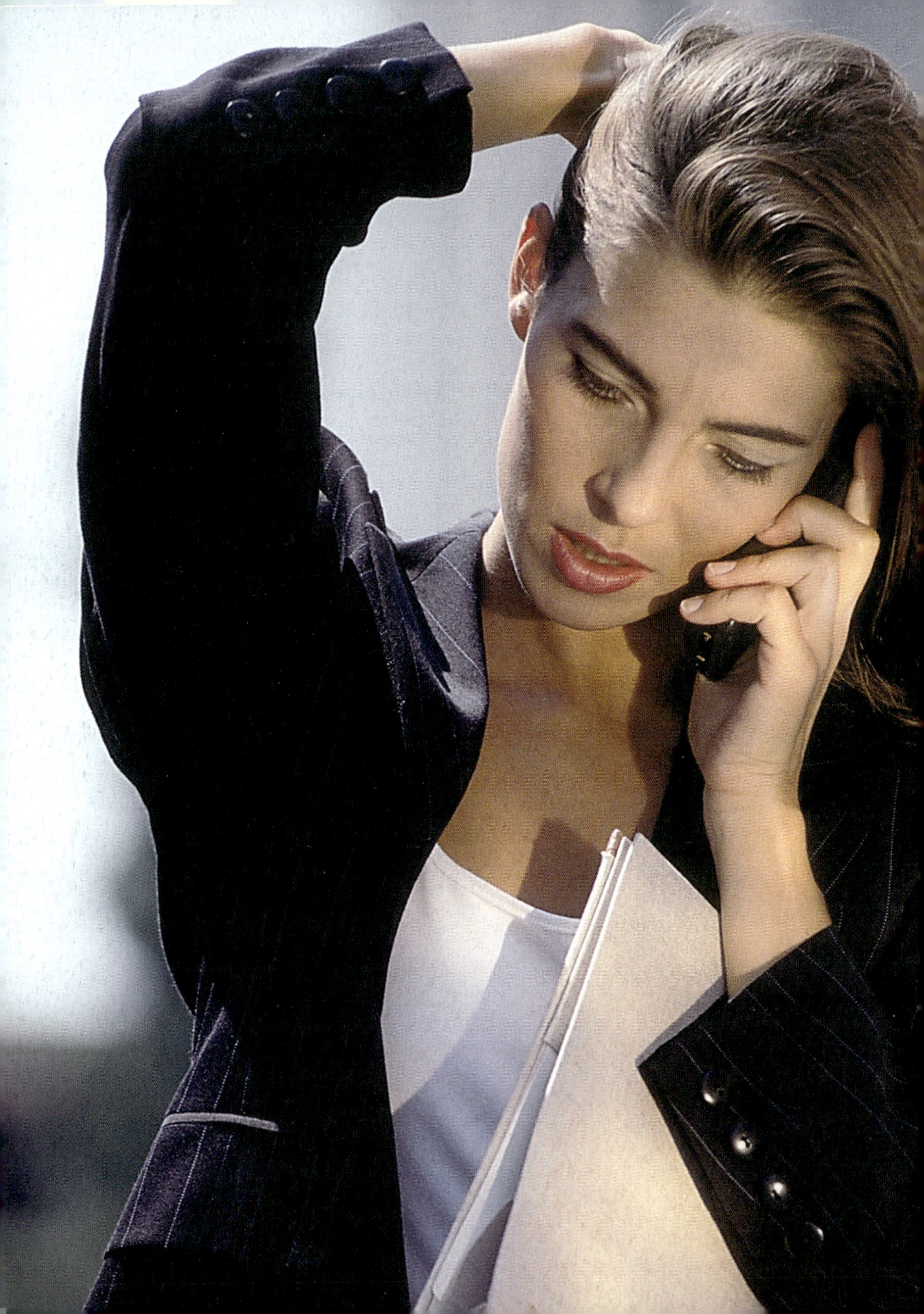

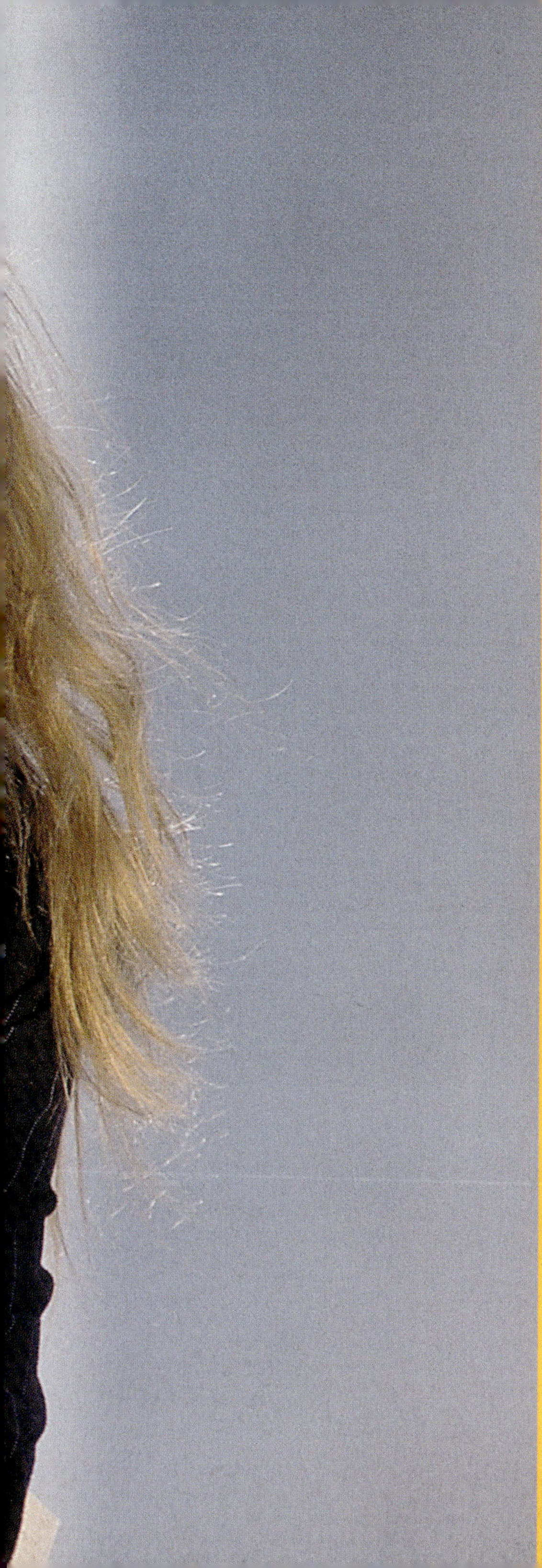

# Was ist eine Pilzerkrankung?

Viele der heutigen Lebensumstände verursachen Stress und bringen uns, unseren Körper und insbesondere den Verdauungstrakt aus dem Gleichgewicht. Dies fördert die Besiedlung mit unerwünschten Pilzen, wie beispielsweise Candida albicans. In diesem Kapitel erfahren Sie, welche Ursachen Pilzinfektionen haben und wie sie diagnostiziert werden können.

# Was bedeutet „Pilzinfektion“?

Eine Pilzerkrankung zeigt an, dass das natürliche Gleichgewicht im Organismus gestört ist.

Wir leben in keiner sterilen Umwelt. Bakterien, Viren, Parasiten, Pilze und vieles mehr sind Teil einer natürlichen Symbiose. Diese Symbiose ist auch für den Menschen von besonderer Bedeutung. Im Verdauungsapparat etwa unterstützen viele verschiedene Bakterien die Verdauungsvorgänge in für uns normalerweise optimaler Form.

Das gesunde Zusammenspiel all dieser Lebewesen – inklusive Mensch – bezeichnen wir als natürlich. Dabei hat jeder seine Aufgaben zu erfüllen, und es wird auch peinlich genau auf Aufgabentrennung geachtet. Allerdings: Nur aus der Sicht des Menschen erfolgt die Beurteilung, ob uns das betreffende Lebewesen hilft oder schadet. In der Natur ist die Betrachtungsweise etwas anders. Das mikroökologische Gleichgewicht wird von „leben und leben lassen“ beziehungsweise von „fressen und gefressen werden“ bestimmt. Bakterien, Viren, Parasiten und vor allem Pilze stellen hier keine Ausnahme dar. Für Pilze gilt, dass sie in der Natur die Aufgabe haben, „Absterbendes“ zu eliminieren. Eine Aufgabe, die uns vor allem im Zusammenhang mit den beim Menschen auftretenden Erscheinungen besonders interessiert.

Info

### Die Pilzerkrankung ist stets nur Symptom

Der Mensch lebt in einer natürlichen Symbiose mit anderen Lebewesen. Ist das mikroökologische Gleichgewicht gestört, kommt es zum Überwuchern einzelner Spezien. Deshalb müssen wir immer hinterfragen, welche Belastungen das natürliche Gleichgewicht eines Menschen derart gestört haben, dass Pilze Krankheitscharakter erlangen konnten. Die Pilzerkrankung ist immer als Symptom dieses Ungleichgewichtes zu sehen und nicht als Ursache.

Pilzerkrankungen stehen immer in unmittelbarem Zusammenhang mit einer Schwäche oder einer Überlastung des Immunsystems. Ein intaktes, im natürlichen Gleichgewicht befindliches Immunsystem wird krank machende Einflüsse abwehren – also auch Pilze. Aufgrund der engen Verknüpfung von Immunsystem und Verdauungsapparat handelt es sich häufig auch um einen Darmpilz (intestinale Mykose).

Info

### Faktoren, die eine Pilzinfektion bestimmen

1. Die Abwehrlage des Wirtsorganismus = Abwehrlage des Menschen.
2. Die Pathogenität des Keimes = krank machende Eigenschaft des Pilzes.

Bei entsprechend guter Abwehrlage in einem gesunden Milieu finden Keime keine Möglichkeit, ihre krank machende Wirkung zu entfalten. Umgekehrt aber – bei Abwehrschwächen – ist es ein Leichtes für sie, in den Organismus einzudringen und ihn als „Wirt" zu benutzen. Wir stellen heute immer häufiger fest, dass es einerseits zu einer Zunahme von Darmverpilzungen kommt (manifesten Darmmykosen) und andererseits der Gesundheitszustand der Bevölkerung gerade in den letzten Jahren deutlich abgenommen hat. Diese Tendenz hat mehrere zum Teil eng miteinander zusammenhängende Ursachen.

Im Folgenden interessieren uns die Faktoren, die unser Immunsystem schwächen. Denn: In der Vermeidung beziehungsweise in der Beseitigung dieser Schwächen liegt der Schlüssel zur Vorbeugung!

## Immunschwächende Faktoren

Es gibt eine Anzahl immunschwächender Faktoren, die das Auftreten einer Pilzerkrankung begünstigen. Dazu gehören:

- schlechte Ernährung, da sie letztlich den Darm vergiftet,
- funktionelle Mineral-, Vitamin- und/oder Spurenelementedefizite,
- Schwermetallbelastungen durch Amalgam, Blei oder Cadmium,
- Umweltnoxen, Umwelttoxine (wie Pestizide),
- Disstress,
- emotionale Belastung,
- medikamentöse Therapie durch Antibiotika, Cortison und Hormone.

Bisher achtet man in der Intensivmedizin nur bei offensichtlich immungeschwächten Personen auf Pilzinfektionen. Doch auch bei chronischen Erkrankungen wie Alterszucker, Krebs oder schweren Infekten können zusätzliche Pilzerkrankungen den Heilungsverlauf verzögern oder gar behindern. Andererseits werden der Haut- oder der Vaginalpilz lediglich als lokale

Erkrankung gesehen und entsprechend behandelt. Dabei wird deren Bedeutung für das Immunsystem unterschätzt.

Besonders in der Naturheilkunde und in der Alternativmedizin werden Pilzbelastungen sehr ernst genommen und entsprechend behandelt. Wir wissen auch, dass sich von der Symptomatik, vom Erscheinungsbild her, Pilze wie ein „Chamäleon" verhalten. Mannigfaltige, zum Teil sehr unterschiedliche und eher entgegengesetzte Symptome verschleiern oft das Bild und leiten uns auf falsche Wege. Für den behandelnden Arzt ist es daher wichtig, verschiedenartige, äußerst individuelle Symptome zu erkennen, richtig einzuordnen und diese nicht zu verharmlosen. Bedenken wir aber die vorhin erwähnten immunschwächenden Faktoren, und wie sehr jeder Einzelne von uns diesen ausgesetzt ist, so wird klar, dass ein wesentlich höheres Krankheitspotenzial vorliegt als allgemein angenommen.

Durch die rapide Zunahme der Summe dieser Belastungen in den letzten Jahren sind auch die zunehmenden Pilzerkrankungen erklärbar. Sie sind keine Modeerkrankung, sondern die logische Folge unseres modernen Lebens.

Info

## Pilzerkrankungen sind Folge unseres Lebensstiles

Die Abwehrlage des Menschen ist für das Auftreten von Pilzerkrankungen entscheidend. Die Anfälligkeit für Pilzinfektionen hat aufgrund der zunehmenden Überlastung des Immunsystems allgemein zugenommen. Immunschwächende Faktoren sind deshalb zu vermeiden beziehungsweise zu behandeln.

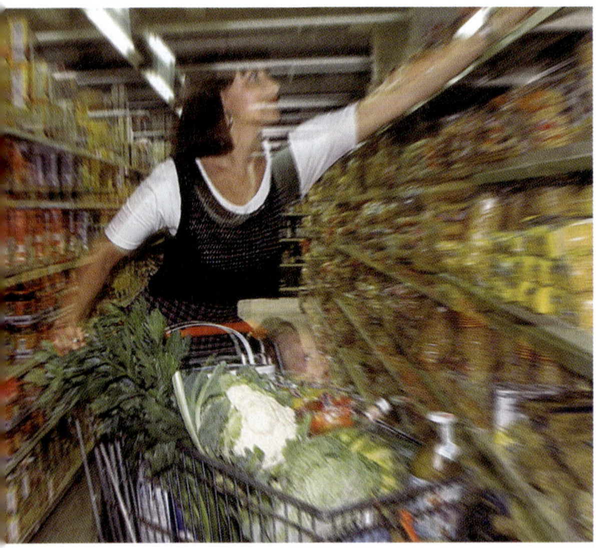

◀ Stress und Hektik, beispielsweise wegen der Doppelbelastung durch Familie und Beruf, schwächen das Immunsystem.

# Das Chamäleon der Medizin

Pilze sind extrem anpassungsfähig, können in den unterschiedlichsten Milieus wachsen und führen zu vielen Symptomen.

Die Vielfältigkeit, mit der Pilze unseren Organismus schädigen können, erklärt auch die Vielfalt ihrer Symptomatik. Deshalb werden Pilzerkrankungen auch als Chamäleon der Medizin bezeichnet. Sie können bei jedem ein individuell verändertes Beschwerdebild hervorrufen. Um die Symptome besser zu verstehen, wollen wir die Pilze etwas genauer betrachten.

Candida albicans ist bei uns weit verbreitet, aber nur eine von ca. 60 verschiedenen Typen. Davon haben manche die Fähigkeit, sich durch Enzyme in der Darmschleimhaut festzusetzen und sich so den verschiedensten therapeutischen Maßnahmen zu entziehen. Die Bestimmung dieser Enzymaktivität hat sowohl diagnostische als auch therapeutische Bedeutung (siehe Seite 18).

## Wie Pilze den Organismus schädigen

- Pilze ernähren sich von Zucker (kurzkettige Kohlenhydrate).

Pilze sind äußerst anpassungsfähig und reagieren auf das Nährstoffangebot in der Umgebung: Bei Notwendigkeit, das heißt bei Zuckerentzug, reduzieren sie ihren Stoffwechsel auf ein Minimum, um sich bei erneutem Vorhandensein von Zucker explosionsartig zu vermehren. So können sie lange Zeiträume überleben – vollkommen inaktiv. Der Wirtsorganismus Mensch bleibt in dieser Zeit symptomlos.

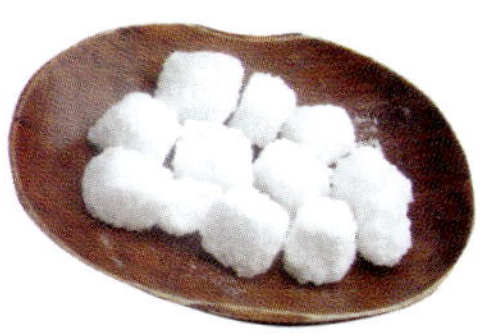

Eine weitere Möglichkeit zur Nährstoffgewinnung haben sich die Pilze dadurch geschaffen, dass sie sich mit ihren Ausläufern in den Saftspalten zwischen den Zellen festsetzen und dadurch die Integrität der Darmschleimhaut stören. Dieser Mechanismus ermöglicht es der Candida, sich den Zucker bei fehlendem Angebot im Darm aus dem Blutsystem zu holen.

- Ein „Aushungern“ der Candida ist daher nicht wirklich möglich.

AUS DER PRAXIS

## Pilze – von harmlos bis gefährlich

Manchmal machen auch vollkommen harmlose Spezies in Abhängigkeit von der Umgebung krank. Beispielsweise kann einfache Bäckerhefe im Genitalbereich zu Erkrankungen führen. Auch hier beweirken Milieufaktoren, dass es zu einer völligen Änderung des Erscheinungsbildes kommt.

In solchen Fällen ist es wichtig, die Verträglichkeit von einfacher Bäckerhefe, von allen hefehaltigen Produkten, aber auch von Arzneien zu kontrollieren, die auf Hefebasis hergestellt sind, beispielsweise Selenmedikamente.

Manche Pilzarten können sogar das Immunsystem umgehen. Eine bösartige Spezies von Candida albicans entwickelte mittlerweile die Fähigkeit, sich innerhalb von Zellen zu vermehren, die immunkompetent sind und sie sogar zu zerstören. In diesem Zusammenhang spricht man von „Virulenzfaktoren". Die Erforschung dieser Faktoren ist Aufgabe für die Zukunft.

Alle Pilze bilden Giftstoffe (Mykotoxine) zum Schutz vor ihren natürlichen Feinden. Selbstverständlich richten sich diese Stoffe auch gegen die menschlichen Abwehrstrategien.

Aber auch überall dort, wo in der Natur Pilze vorkommen, lassen sich beim „Wirt" diese Mykotoxine nachweisen. Sie finden sich auch in befallenem Getreide oder in ähnlichen Lebensmitteln und können über diesen Weg in den Körper gelangen. Nachdem sie über Blut und Lymphe in den gesamten Organismus gelangen, können sie letztlich für viele Fernwirkungen einer Pilzerkrankung verantwortlich sein.

Pilze entwickeln auch Überlebensstrategien gegenüber Therapeutika. Innerhalb kurzer Zeit können sie sich an das Vorhandensein dieser Mittel anpassen, die dann unwirksam werden.

▮ Daher hat es sich in der Therapie bewährt, die spezifischen Pilzmittel alle sieben bis zehn Tage zu wechseln.

Bei all diesen Möglichkeiten, mit denen Pilze den Organismus beeinträchtigen, wird klar, dass es eine Vielfalt von klinischen Symptomen und Beschwerden geben muss. Immer kommt auch noch die individuelle Komponente hinzu. Jeder Mensch reagiert unterschiedlich auf ein und dieselbe Noxe. Oft fühlt sich der Betreffende durchaus gesund und wir erfahren erst bei genauem Befragen verschiedene Symptome.

Umgekehrt jedoch gilt, dass bei allen chronischen Erkrankungen der Verdacht einer Mitbeteiligung einer Pilzerkrankung vorliegt, die erkannt und behandelt oder aber ausgeschlossen werden muss.

# Haben Sie eine Pilzerkrankung?

Im folgenden Fragebogen sind verschiedene Beschwerden zusammengefasst, die darauf hinweisen können, dass bei Ihnen eine Pilzinfektion vorliegt.

Kreuzen Sie einfach an, welche Symptome bei Ihnen auftreten und zählen Sie die Punktzahl zusammen.

| | Symptom | Punkte |
|---|---|---|
| ☐ | Müdigkeit, Mattigkeit, Abgeschlagenheit | 3 |
| ☐ | Leistungsabfall, Konzentrationsschwäche | 3 |
| ☐ | Stimmungsschwankungen | 1 |
| ☐ | Ständig wechselnde Beschwerden | 3 |
| ☐ | Blähungen | 3 |
| ☐ | Verstopfung | 1 |
| ☐ | Durchfall | 2 |
| ☐ | Verstopfung und Durchfall im Wechsel | 3 |
| ☐ | Sodbrennen | 2 |
| ☐ | Darmkoliken/-krämpfe | 2 |
| ☐ | Zahnfleischentzündungen, Zahnfleischbluten | 1 |
| ☐ | Juckreiz | 1 |
| ☐ | Belegte Zunge | 1 |
| ☐ | Blasenentzündungen | 1 |
| ☐ | Genitalentzündungen, Ausfluss | 2 |
| ☐ | Regelbeschwerden | 2 |
| ☐ | Lebensmittelunverträglichkeiten | 3 |
| ☐ | Durchfall nach bestimmten Lebensmitteln | 3 |
| ☐ | Hauterkrankungen | 2 |
| ☐ | Gelenkbeschwerden | 1 |

## Beurteilung

| | |
|---|---|
| 0–5 Punkte: | Pilzbelastung unwahrscheinlich |
| 6–15 Punkte: | Pilzbelastung möglich |
| 16–25 Punkte: | Pilzbelastung wahrscheinlich |
| 26–40 Punkte: | Pilzbelastung sicher |

# Nachweis von Pilzerkrankungen

Die richtige Diagnose ist Grundlage einer erfolgreichen Therapie.

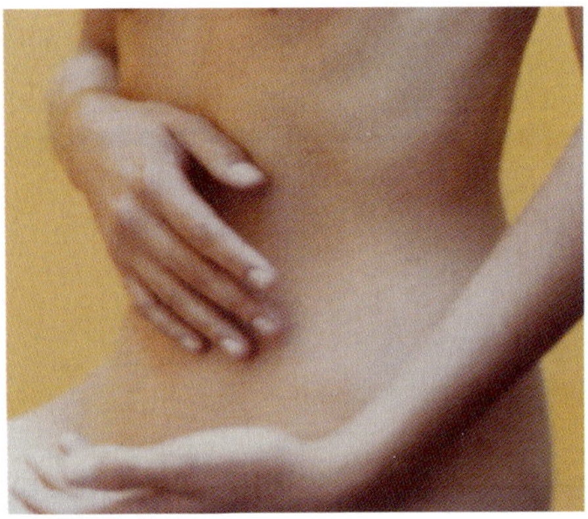

◀ Verdauungsprobleme, aber auch Regelschmerzen können Symptome einer Pilzinfektion sein.

Vor allem unspezifische Symptome verdienen besondere Beachtung. Gerade solche Symptome bestehen häufig über längere Zeiträume und werden vom Betroffenen bereits als „selbstverständlich" angesehen. Diese Allgemeinsymptome sind aber Zeichen der Überflutung des Körpers mit Giftstoffen. Neben Pilzen spielen hierbei Lebensmittelunverträglichkeiten, Parasiten, Schwermetalle, Umweltgifte und anderes mehr eine Rolle. Daher ist in der Folge eine genaue Unterscheidung der Ursachen wichtig.

Auch ständig wechselnde Beschwerden deuten besonders auf eine Pilzbelastung hin. Dieser – zum Teil schlagartige – Wechsel der Beschwerden betrifft alle Bereiche und erklärt sich durch das explosionsartige Wachstum von Pilzen im Verdauungsapparat. Im Zuge der Erstordination werden die Beschwerden vom Betreffenden berichtet oder vom behandelnden Arzt erfragt.

## Klinische Untersuchungen

Neben den offensichtlich befallenen Körperregionen wie Haut, Mundhöhle, Genitalbereich, die einer Untersuchung leicht zugänglich sind, sollte auch immer der Verdauungsapparat in seiner Gesamtheit untersucht werden. Neben den verschiedenen Darmerkrankungen, die mittels der diagnostischen Kriterien nach F. X. MAYR festgestellt werden können, finden sich häufig spastische und/oder erschlaffte Dünndarmabschnitte beziehungsweise ein Wechsel beider. Ebenfalls charakteristisch ist ein Lymphstau als Zeichen der Mitbeteiligung des Immunsystems. Parallel dazu zeigen sich oft seitliche Zahneindrücke an der Zunge sowie fleckige Beläge (nicht zu verwechseln mit echten Soorbelägen!) als Ausdruck der Leberbeteiligung und Übersäuerung.

## Pilznachweis im Labor

Im Labor lassen sich Pilze aus Stuhlproben, Abstrichen sowie aus dem Blut nachweisen.

### Pilzkultur aus einer Stuhlprobe

Häufig wird versucht – entsprechend dem bevorzugten Ort eines Pilzwachstums – den Nachweis durch eine Stuhluntersuchung zu führen.

Info

#### So erhalten Sie eine Stuhlprobe

Sofern es die Konsistenz zulässt, wird der frische Stuhl vorher verrührt, oder es wird durch „Herumstochern" eine Durchmischung erreicht. Nun wird von mehreren (ungefähr zehn verschiedenen) Stellen mit dem Probelöffel Material entnommen. Diese Stuhlprobe wird möglichst rasch an das Labor weitergeleitet.
Die Untersuchung wird in gleicher Weise an drei aufeinander folgenden Tagen durchgeführt.

Bei Stuhlproben ist jedoch zu beachten, dass Pilze nicht gleichmäßig im gesamten Verdauungsapparat wachsen, sondern vornehmlich im Dünndarm und dort in umschriebenen Arealen – Pilzkolonien oder -nester genannt.

Daher sind trotz der doch recht aufwändigen Prozedur der Probeentnahme die tatsächlichen Ergebnisse recht bescheiden. Jüngst konnte durch eine Untersuchung gezeigt werden, dass bei optimaler Abnahme und Einsendebedingungen an drei unterschiedliche Labors lediglich ein Nachweis in knapp der Hälfte der Fälle gelingt. Dieses Ergebnis wurde übereinstimmend in drei verschiedenen Labors erzielt.

Für die Interpretation von Stuhlbefunden hat diese Tatsache Konsequenzen: Ist im Stuhl Candida nachgewiesen, so ist dies für einen Darmpilz beweisend. Gelingt der Nachweis jedoch nicht, so ist das kein Beweis dafür, dass *kein* Pilzbefall vorliegt. Oft wird dieses Ergebnis falsch interpretiert oder in Unkenntnis der Tatsache als alleiniger Nachweis herangezogen.

### Abstriche

Je nach Beschwerdebild kann die Stuhluntersuchung ergänzt werden durch Abstriche aus dem Mund- und Nasenbereich. Stuhluntersuchung und Zungenabstrich gemeinsam erhöhen die Wahrscheinlichkeit eines positiven Befundes. Bei entsprechender Klinik sollte auch ein Vaginalabstrich durchgeführt werden oder das Prostatasekret untersucht werden. Bei rezidivierenden Entzündungen der Augen empfiehlt es sich, die Tränenflüssigkeit zu untersuchen, wo überraschend oft Pilze in der Kultur nachgewiesen werden können.

### Blutuntersuchungen

Mit serologischen Untersuchungen wird im Blut die Konzentration von Candida-Antigen sowie Antikörper der Klasse IgG, IgA und IgM gegen Candida bestimmt. Diese Untersuchung gibt Auskunft über die immunologische Reaktion bei Pilzbefall.

### Bestimmung der Virulenzfaktoren

Die „Aggressivität" des betreffenden Pilzstammes – die so genannten Virulenzfaktoren – lassen sich durch biochemische Methoden feststellen. Dies hat auch therapeutische Konsequenzen. So lassen sich jene Enzyme, mit welchen sich die Pilze in der Darmschleimhaut festsetzen, mit Apfelessig hemmen. Dadurch wird deren „Aggressivität" aufgehoben und eine Behandlung erleichtert.

- Apfelessig reduziert die Aggressivität einzelner Pilzarten, indem er ihre Enzyme blockiert.

Insgesamt muss man feststellen, dass ein Nachweis oder Ausschluss einer Pilzbelastung durch die genannten Methoden nicht immer gelingt. Daher ergibt sich die Notwendigkeit weiterer Untersuchungsverfahren. Hier bewähren sich Methoden aus der Alternativ- und Komplementärmedizin.

## Komplementärmedizinische Möglichkeiten

Dieser medizinische Bereich bietet viele Möglichkeiten, mit denen eine Pilzbelastung festgestellt werden kann. Allerdings ist hier die Befunderhebung und Interpretation nicht immer mit den „schulmedizinischen Begriffen" übereinstimmend. Viele Methoden können den Arzt in der Diagnose und Therapie unterstützen. Ohne Anspruch auf Vollständigkeit seien genannt

- die Elektroakupunktur nach Voll,
- das Bioresonanzverfahren,
- die Applied Kinesiology.

Letztere hat sich für uns besonders bewährt, weshalb diese Methode hier kurz vorgestellt wird.

## Die Applied Kinesiology (AK)

Die Applied Kinesiology (im Folgenden AK genannt) wurde vom amerikanischen Chiropraktiker George Goodheart, D. C. begründet.

Die AK ist primär eine diagnostische Methode, deren zentrale Informationsquelle der so genannte Muskeltest ist. Dabei betrachten wir den Organismus als Messinstrument und den Muskel als Zeiger desselben. Die Muskelreaktion als Diagnostikum ist die Antwort auf definierte Testreize.

- Die AK ist eine Methode, mit der wir das Reaktions- beziehungsweise Adaptationsvermögen des Organismus gegenüber definierten „Stressreizen" überprüfen.

Wir unterscheiden – auch entsprechend dem Stresskonzept nach Selye – drei Muskeltestergebnisse: normoton, schwach und hyperton. Bei der Pilzuntersuchung überprüfen wir mit einem Antigen von Candida albicans die biologische Reaktion des Organismus. Eine Muskelschwäche oder überschießende Stressreaktion bei der AK wird als Pilzbelastung interpretiert.

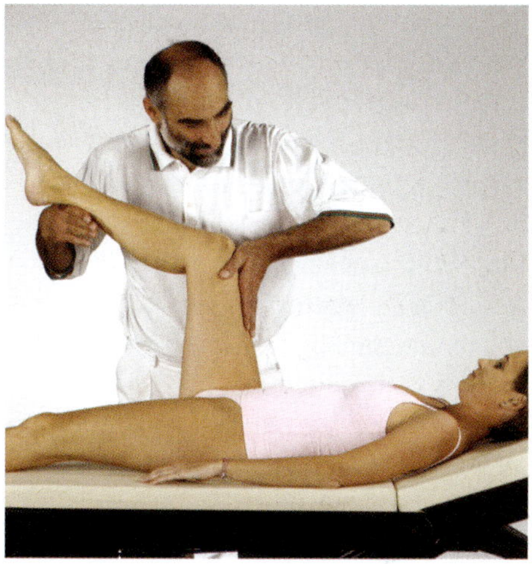

▲ Bei der AK dient ein Muskeltest als Diagnostikum.

Der Vorteil der AK ist nun, dass im nächsten Untersuchungsgang sofort die individuell verträglichen Pilzarzneien getestet werden können. So hat man als Arzt die Gewähr, gut verträgliche Pilzmittel in einem für den Patienten optimalen Therapieschema verabreichen zu können.

Im Wissen um die Problematik von begleitenden Lebensmittelunverträglichkeiten werden im Anschluss die wichtigsten Lebensmittel auf Verträglichkeit geprüft. In Übereinstimmung mit vielen naturheilkundlich tätigen Ärzten finden wir, dass Kuhmilchprodukte, Weizen und Hefe am häufigsten nicht vertragen werden.

Entsprechend dem Lebensmitteltest wird die Diät auf die individuellen Gegebenheiten abgestimmt. Zur Unterstützung des Immunsystems werden noch wichtige orthomolekulare Substanzen (Zink, Selen, Vitamin C, Vitamin B und dergleichen) auf ihre individuelle Wirkung überprüft und gegebenenfalls in die Therapie eingebaut.

Info

### Sofort spüren, was gut tut

Beim AK-Muskeltest spürt der Patient unmittelbar die Veränderung seiner Muskelkraft und erlebt somit am eigenen Leib, was ihm schadet und was ihm gut tut. Dieses eigene Erleben ist wichtig für die Motivation, um die notwendigen therapeutischen Maßnahmen durchzuführen.

Durch den AK-Muskeltest ist außerdem eine optimale Therapiekontrolle möglich. Man erkennt Änderungen in der Reaktion des Organismus und kann durch gezielte therapeutische Maßnahmen optimal darauf reagieren. Die AK unterscheidet sich deutlich von dem weit verbreiteten „Touch for health“ und darf nicht damit verwechselt werden. Für weitere Informationen siehe Seite 147.

## Pulstest nach Coca

Diese Methode kommt unter anderem bei Lebensmittelunverträglichkeiten zur Anwendung. Hierbei wird vor und nach Genuss eines Lebensmittels der Puls gezählt. Liegt er nach dem Verzehr des Lebensmittels um zehn Schläge pro Minute über dem Ausgangswert, kann dies ein Hinweis für eine Lebensmittelunverträglichkeit sein.

All diese Methoden gehören jedoch in die Hand eines erfahrenen Arztes und sollen nur im Zusammenhang mit Anamnese, Klinik- und Beschwerdebild interpretiert werden. Nur so wird gewährleistet, dass die aufgrund dieser Methoden gewählten Ansätze optimale Behandlungserfolge bringen.

Info

### Pilznachweis auf mehreren Ebenen

Durch die Verschiedenartigkeit der durch Pilze ausgelösten Beschwerden erfolgt auch der Nachweis der Pilzbelastung auf verschiedenen Ebenen und durch verschiedene Methoden. Erst die Zusammenschau aller Möglichkeiten unter Gewichtung der Beschwerden des Betroffenen ermöglicht die Diagnose „Pilzbelastung“.

# Der Verdauungsapparat

Häufig hat eine Pilzbelastuung ihren Ursprung im Verdauungstrakt.

Mit seiner Oberfläche von ca. 4000 m² hat der Verdauungstrakt eine riesige Austauschfläche sowohl für die Aufnahme von Stoffen als auch für deren Ausscheidung. Gerade Letzteres wird vielfach vergessen oder unterschätzt.

Der Verdauungsapparat beginnt bei den Lippen und endet beim After. Die dazwischenliegenden Schleimhäute haben zwar unterschiedlichen Aufbau, jedoch ähnliche Funktion. Betrachten wir nun die einzelnen Abschnitte etwas genauer.

## Die Mundhöhle

Die Mundhöhle ist die erste Station des Verdauungsapparates. Hier werden die Speisen mithilfe der Zähne mechanisch zerkleinert. Infolgedessen kann die chemische Verdauung durch die Verdauungssäfte optimal wirken.

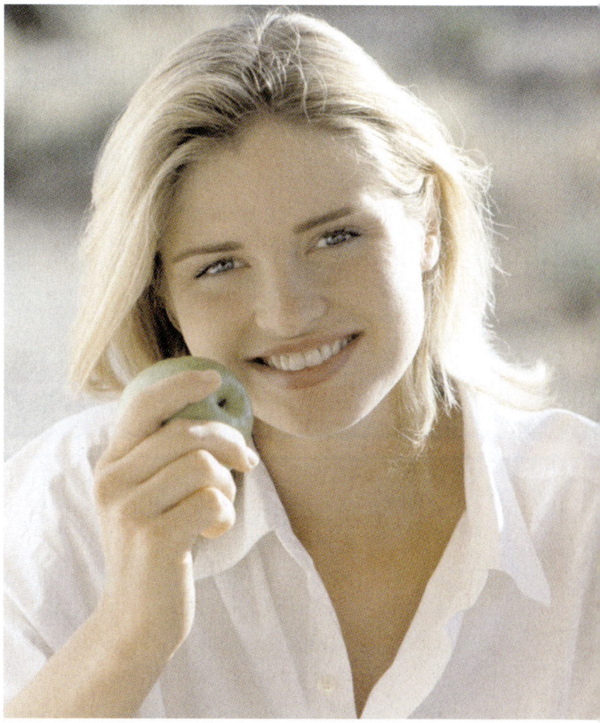

▲ Gutes Kauen ist wichtig für eine optimale Verdauung.

Gutes Kauen setzt gesunde Zähne voraus. Mineralmangel, Karies, Amalgamfüllung und Übersäuerung hingegen begünstigen schon hier das Wachstum von Pilzen. Denn sie nisten sich gerne in unzureichend gereinigten Zahntaschen, in Spalten zwischen den Zähnen oder in den Übergängen vom Amalgam zum Zahn ein. In weiterer Folge besiedeln die Pilze dann die benachbarten Schleimhäute der Nase und der Nasennebenhöhlen. Dorthin können sie über natürliche Verbindungen zur Mundhöhle gelangen. Das wird sich für die späteren therapeutischen Maßnahmen noch als besonders bedeutsam erweisen (siehe Seite 35).

Wichtig

### Gut gekaut ist halb verdaut

Gutes Kauen der Speisen ist wichtig, um die Speisen zu zerkleinern und damit die Verdaubarkeit zu erleichtern (siehe Pflege der Esskultur, Seite 48). Es dient ebenso der Speichelproduktion.

Der Mundspeichel ist für die Verdauung der Kohlenhydrate, die bereits in der Mundhöhle beginnt, notwendig. Kauen ist ein mechanischer Reiz für die Speicheldrüsen zur Sekretproduktion und Ausschüttung! Speichel ist zudem für den Geschmackssinn von Bedeutung: Die durch das Einspeicheln entstehenden chemischen Reaktionen werden von den Geschmackssensoren wahrgenommen. Diese Prozesse können nur im Mund ablaufen und sind Basis jeden Geschmacksempfindens.

In der Mundhöhle finden wir auch reichlich lymphatisches Gewebe (Mandeln, Seitenstrang). Dieses ist Teil unseres Immunsystems, das bei Pilzerkrankungen eine besondere Rolle spielt. Mangelnde Abwehr, chronische Entzündung der Mandeln, welche als Störfeld wirken (ebenso wie Narben nach Entfernung derselben), Zahntaschen und vieles andere mehr können eine Pilzbesiedlung in der Mundhöhle begünstigen.

- Die erste Station der Immunabwehr finden wir in der Mundhöhle.

## Die Speiseröhre

Durch die Speiseröhre werden die zerkleinerten Nahrungsmittel von der Mundhöhle zum Magen hin transportiert. Auch sie kann im Rahmen einer Pilzerkrankung Ort einer Pilzbesiedlung werden.

## Der Magen

Der Magen ist erstes Reservoir der Speisen. Hier werden sie mit Magensaft durchmischt und zur weiteren Verdauung portionsweise an den Zwölffingerdarm (Duodenum) abgegeben. Die Verweildauer der Speisen im Magen ist vom Zeitpunkt der Nahrungsaufnahme abhängig, aber auch davon, wie gut die Nahrung zuvor gekaut worden ist: Je besser die Nahrung gekaut wurde, desto leichter, rascher, und intensiver erfolgt die Durchmischung mit dem Magensaft.

Der Magen produziert etwa zwei bis drei Liter Magensaft pro Tag. Dieser enthält neben verschiedenen Enzymen wie beispielsweise Pepsinogen, Intrinsic-

Factor auch Salzsäure. Dadurch ist der Magen ein wichtiges Organ für die Regelung des Säure-Basen-Haushaltes (siehe Seite 50).

Eine weitere Aufgabe der Magensäure ist es, die Verdauung eiweißhaltiger Lebensmittel vorzubereiten. Durch sie werden große Eiweißverbindungen in kleinere zerlegt.

Darüber hinaus ist die Magensäure wichtig, um zum Beispiel Bakterien, welche mit den Lebensmitteln aufgenommen werden, zu eliminieren. Viele Bakterien werden durch das saure Milieu des Magens zerstört, sodass sie keine schädlichen Wirkungen entfalten können. Leider trifft dies nur bedingt auf Pilze zu. Diese können sich an das saure Milieu im Magen adaptieren, sodass sie auch im Magen lebensfähig bleiben und zu Krankheitserscheinungen führen können.

## Der Dünndarm

Pilzerkrankungen sind am häufigsten im Dünndarm anzutreffen. Warum? Der Dünndarm ist mit ca. fünf Metern der längste Abschnitt des Verdauungsapparates. Die Oberfläche des Darmes entspricht in etwa der eines Fußballfeldes. Hier erfolgt größtenteils die enzymatische Aufspaltung und Resorption der aufgenommenen Lebensmittel. Der Zwölffingerdarm ist der erste Abschnitt des Dünndarms nach dem Magen. Er trägt diesen Namen, weil er so lang ist wie zwölf Finger breit. In ihn münden die Ausführungsgänge der großen Verdauungsdrüsen – Bauchspeicheldrüse, Leber und Galle. Hier erfolgt auch der Umschlag vom sauren zum basischen Milieu, denn die nachfolgenden Verdauungsprozesse benötigen ein basisches Milieu, um optimal, also rasch und vollständig ablaufen zu können. Dieses Milieu wird durch die Summe der Verdauungssäfte erzeugt (siehe Säure-Basen-Haushalt, Seite 50).

Beim gesunden Menschen werden die Lebensmittel im Dünndarm mittels Aufspaltung durch Enzyme so optimal verdaut, dass sie im weiteren Verlauf durch die Schleimhaut des Darmes aufgenommen werden können.

> Solange sich die Nährstoffe im Darminneren befinden, gehören sie noch zur „Außenwelt" des Körpers. Erst nach Aufnahme durch die Schleimhaut werden sie der „Innenwelt" unseres Organismus zugerechnet.

Bei diesem Prozess werden alle Stoffe auf ihre Integrität überprüft. Daher ist auch hier das Immunsystem von entscheidender Bedeutung: Unmittelbar nach der Resorption werden die einzelnen Substanzen vom Immunsystem überprüft, das sinnvollerweise auch in enger funktioneller Verbindung mit dem Darm steht und daher darmassoziiert genannt wird. Über Lymphe und Blut werden die aufgenommenen Lebensmittel dann zur Leber transportiert oder vom Abwehrsystem herausgefiltert.

Bedingt durch die große Oberfläche des Darmes mit seinen zahlreichen Falten, Zotten und Nischen finden Pilze hier ideale Bedingungen. Die feuchtwarme Umgebung begünstigt ihr Wachstum, sodass sie recht bald ein aktives Eigenleben entwickeln können. Sie gedeihen in Kolonien und gehen zum Teil innige Verbindungen mit der Schleimhaut des Verdauungsapparates ein. Bestimmte Enzyme bewirken, dass sie sich in der Schleimhaut festsetzen können. Das kann in der Therapie manchmal problematisch werden, da dadurch ihre Eliminierung erschwert wird. Dies hat auch diagnostische Bedeutung! (Siehe Seite 18 ff)

Pilze vergären Kohlenhydrate. Deshalb bilden sich unweigerlich Alkohol, Säure und Gas. Diese Gärung führt zur Beeinträchtigung des Wachstums der gesunden Darmflora, und deren Reduzierung begünstigt Pilzwachstum. Ein sich gegenseitig aufschaukelnder Kreislauf entsteht.

- Beim Gesunden verhindert ein optimales Gleichgewicht von Darmflora und Immunsystem ein Wachsen von Pilzen.

Pilze schädigen die Schleimhaut derart, dass die Barrierefunktion des Darms, also die Abgrenzung zwischen „Innen-“ und „Außenwelt“, beeinträchtigt wird: Die Schleimhaut wird durchlässig für Stoffe, die normalerweise nicht aufgenommen werden sollten. Dies können unvollständig verdaute Lebensmittelbestandteile, Eiweißbruchstücke oder von Pilzen produzierte Giftstoffe sein. Diese Stoffe werden vom Immunsystem als körperfremd, das heißt als nicht zur Innenwelt gehörig, erkannt und bekämpft. Spezielle Abwehrzellen versuchen durch gezielte Maßnahmen, diese Substanzen unschädlich zu machen oder zu neutralisieren. Im Zuge dieser Reaktionen kann es einerseits zu überschießenden, so genannten hyperergischen oder allergischen Reaktionen kommen.

- Pilze sind Wegbereiter für Unverträglichkeiten und/oder Allergien.

Das häufig gemeinsame Auftreten von Pilzerkrankungen und Allergien zwingt uns zu entsprechenden therapeutischen Konsequenzen. Am häufigsten findet

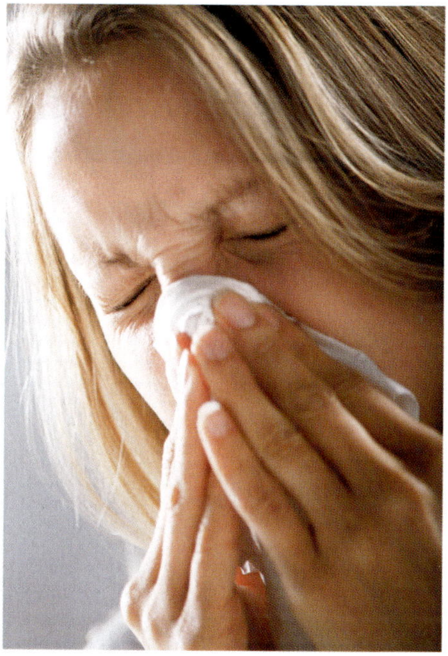

▲ Allergische Symptome treten häufig zusammen mit Pilzerkrankungen auf.

sich gleichzeitig eine Unverträglichkeit von Kuhmilchprodukten, Bäckerhefe und Weizen. Andererseits können die von den Pilzen gebildeten Giftstoffe selbst zu Symptomen führen. Dies sind zum Beispiel die unspezifischen Vergiftungszeichen wie Müdigkeit, Abgeschlagenheit, aber auch Juckreiz oder Gelenkbeschwerden.

## Der Dickdarm

Der Dickdarm ist der letzte Abschnitt des Verdauungsapparates. Er ist letztlich für die Konsistenz des Stuhles verantwortlich. Weil in seinem letzten Teil, dem After, der Übergang von Schleimhaut zur Haut erfolgt, spielt auch er bei Pilzerkrankungen eine Rolle, denn Pilze können sowohl die Schleimhaut als auch die Haut besiedeln. Gerade solche Übergangsregionen sind kritische Bereiche. Hier gibt es ideale Wachstumsbedingungen für Pilze, die zu den typischen Beschwerden führen. Und: Von hier aus können die Pilze in den genitalen Bereich übertragen werden.

*Wichtig*

### Ort der Pilzbesiedlung entscheidet über die Therapie

Der Verdauungsapparat ist der häufigste Ausgangspunkt von Pilzerkrankungen. Zwar haben seine verschiedenen Abschnitte unterschiedliche Aufgaben bei der Verdauung, jedoch können sie alle früher oder später Ort einer Pilzbesiedelung beziehungsweise -belastung werden. Die Beachtung der Besonderheiten einzelner Abschnitte ist sowohl für das Verständnis der Erkrankung als auch für die therapeutischen Ansätze wichtig.

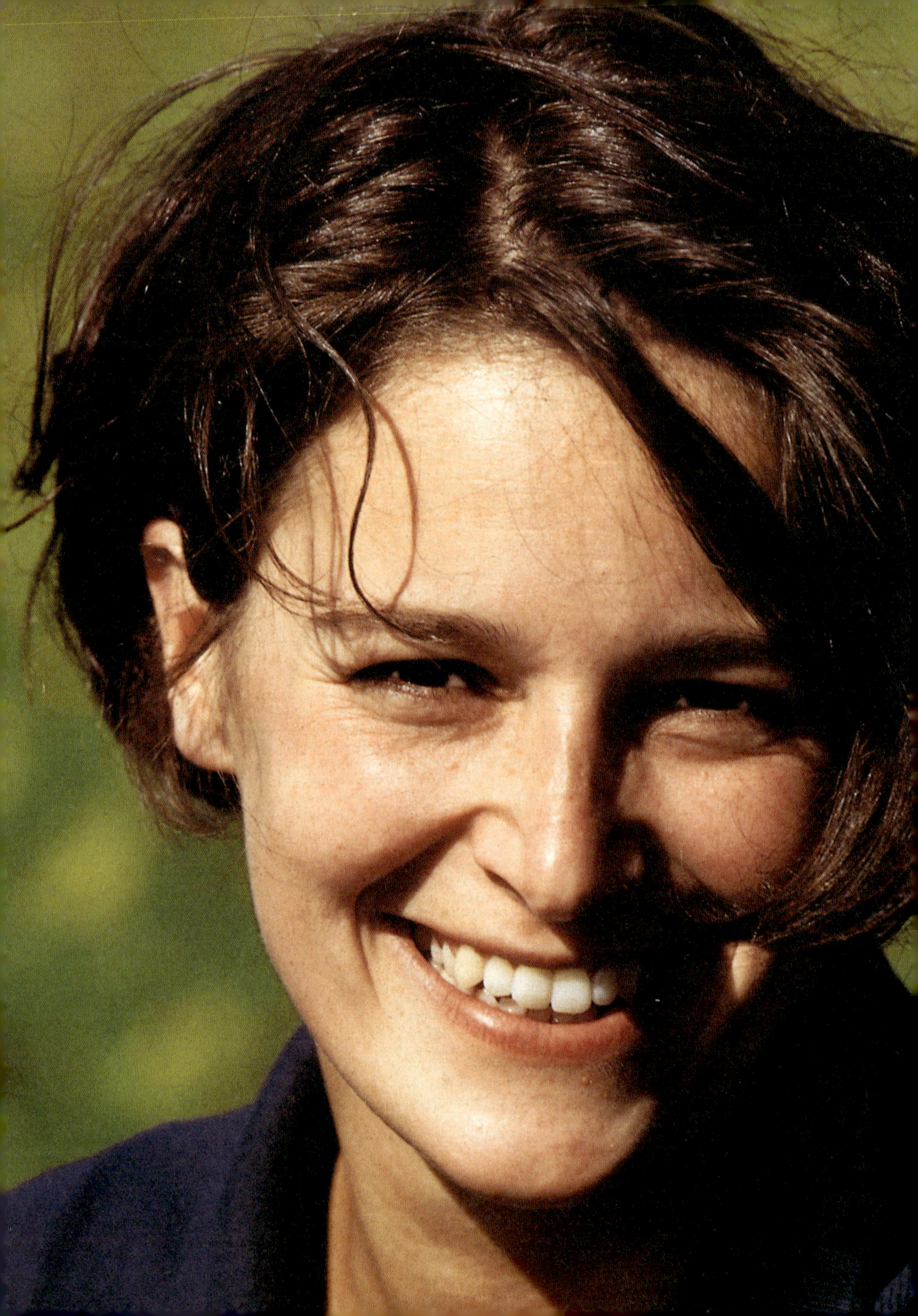

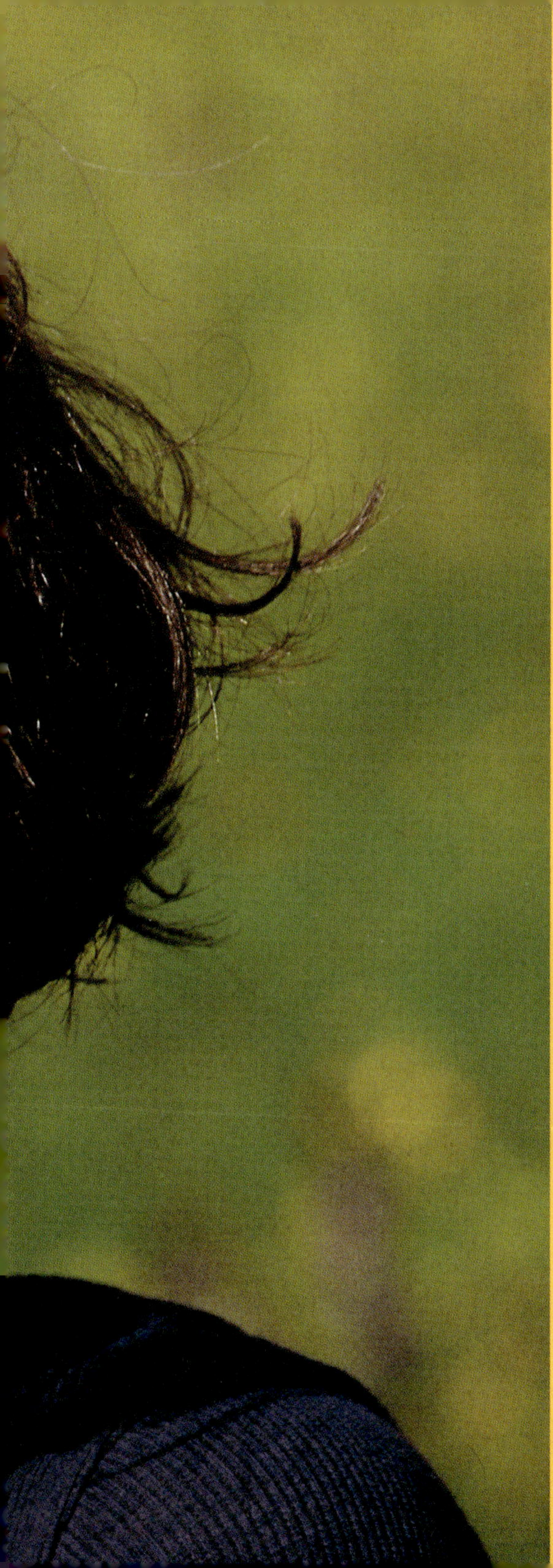

# Die Pilzbehandlung

Bei einer ganzheitlich orientierten Pilztherapie geht es nicht nur um eine Eliminierung der Pilze, denn dies wäre nur ein kurzfristiger Erfolg und eine wiederkehrende Pilzerkrankung die Folge. Viel wichtiger ist das Erkennen, Ausgleichen und Verhindern von Stressfaktoren, die das Abwehrsystem beeinträchtigen.

# Keine Chance für Pilze!

Durch unterschiedliche naturheilkundliche Maßnahmen wird den Pilzen die Lebensgrundlage entzogen.

Grundsätzlich versuchen wir durch verschiedene naturheilkundliche Maßnahmen, die alle individuell abgestimmt werden, das Milieu derart zu verändern, dass Pilze keine Chance mehr haben, Krankheitscharakter zu erlangen.

Grundlage dieser therapeutischen Schritte ist die individuelle Testung (beispielsweise mithilfe der Applied Kinesiology) sowohl der diätetischen als auch medikamentösen Maßnahmen.

Die wirkungsvollste Therapie, die sowohl Zeit als auch Kosten spart, ist die optimale Kombination von Anti-Pilz-Diät und medikamentöser Therapie. Die Anti-Pilz-Diät alleine vermag keinen zufrieden stellenden Langzeiterfolg zu erbringen. Ebenso wenig wie es nicht sinnvoll erscheint, nur medikamentös zu behandeln.

Auch wenn offensichtlich Symptome vorherrschen, die primär nicht mit dem Verdauungsapparat in Zusammenhang gebracht werden, ist die Behandlung des Verdauungsapparates immer ein fester Bestandteil der Therapie. Dies deshalb, weil die Pilzerkrankung hier oft ihren Ursprung nimmt oder den Hauptsitz hat. Außerdem kann der Pilzbefall im Verdauungsapparat selbst verschleiert und dadurch relativ symptomarm sein.

Info

### Ziel: Stärkung des Organismus

Die Pilzbehandlung zielt auf eine Veränderung der Ernährungs- und Lebenssituation hin. Nur dadurch gelingt es langfristig, den menschlichen Organismus so zu stärken, sein Immunsystem derart zu aktivieren, dass Pilze kein für ein Wachstum erforderliches Milieu vorfinden.
Eine erfolgreiche Pilzbehandlung besteht aus einer Kombination von Diät, Stärkung des Immunsystems, Entgiftungsmaßnahmen und medikamentöser Therapie.

Die verschiedenen Möglichkeiten werden im Einzelfall entsprechend den vorher beschriebenen Kriterien (zum Beispiel dem AK-Test) individuell kombiniert oder variiert. Nicht jeder soll/muss alles gleichzeitig durchführen.

Besprechen Sie Details und Fragen mit einem diesbezüglich erfahrenen Arzt.

Die im Folgenden beschriebene Pilzbehandlung wurde gemeinsam mit Dr. Robert Schmidhofer entwickelt. Sie wurde über einen längeren Zeitraum gemeinsam sowohl in der stationären Behandlung als auch in der ambulanten Praxis erprobt. Durch diese intensive Zusammenarbeit wurde es möglich, einfache Maßnahmen zu einem sinnvollen und effektiven Therapiekonzept zu kombinieren.

## Stärkung des Immunsystems

Das Immunsystem ist von entscheidender Bedeutung für den Langzeiterfolg der Pilzbehandlung. Daher sind die folgenden immunstärkenden Maßnahmen ein unverzichtbarer Bestandteil des therapeutischen Konzeptes. Viele der Maßnahmen sind einfach durchzuführen und ergänzen sich gegenseitig. Sie können einzeln angewandt, aber auch miteinander kombiniert werden:

### Allergenkarenz

Der Darm ist in seiner Gesamtheit auch ein immunkompetentes Organ (siehe Abschnitt Dünndarm). Das Weglassen von verschiedenen Lebensmitteln (allergisierenden Substanzen) entlastet das Immunsystem insofern, als keine spezifische Reaktionen mehr notwendig werden. Außerdem sind Pilze Histaminbildner. Histamin ist eine Substanz, die „histaminvermittelte Allergiereaktionen" fördert beziehungsweise provoziert. Reduktion von Pilzwachstum reduziert also allergische Reaktionsbereitschaft und umgekehrt.

- Lassen Sie unverträgliche Lebensmittel weg – damit entlasten Sie Ihr Immunsystem!

### Reduktion von Schwermetallen

Schwermetalle blockieren das Immunsystem. Besonders deutlich wird das am Beispiel von Amalgam. Der Hauptbestandteil von Amalgam ist Quecksilber. Dies kann aufgrund seiner Toxizität nicht frei in unserem Körper sein, sondern muss durch zweiwertige Minerale gebunden werden. Als wichtigste „Gegenspieler" von Quecksilber sind Zink und Selen bekannt. Je höher eine Amalgam- und damit eine Quecksilberbelastung ist, desto mehr wird Zink und Selen gebunden und fehlt dem Körper für andere Aufgaben wie Immunsystem und Säure-Basen-Haushalt. Darüber hinaus wirkt Quecksilber direkt antibiotisch, das heißt, es (zer)stört die natürliche Darmflora und ermöglicht so ein Pilzwachstum.

▌ Eine Zahnsanierung ist ein wichtiger Schritt in Richtung „gesünder leben“.

## Die ärztliche manuelle Bauchbehandlung

Sie führt dazu, dass die Lymphe der Radix mesenterii weiterbewegt wird. Das ist der Abfluss des gesamten Dünndarms und der Sitz von immunkompetenten Zellverbänden. Die Behandlung wirkt entstauend, fördert die Lymphzirkulation und den venösen Abfluss. Außerdem erhöht sie die Sauerstoffaufnahme, was für den Stoffwechsel aller Zellen enorm wichtig ist. Die reinigende entgiftende Wirkung wird auf Seite 41 beschrieben.

▌ Die ärztliche Bauchbehandlung ist eine wertvolle Unterstützung des Immunsystems

## Ausgleich des Säure-Basen-Haushaltes

Der Säure-Basen-Haushalt spielt bei Pilzerkrankungen eine besondere Rolle. Eine Übersäuerung des Verdauungsapparates, vor allem des Dünndarms, führt zu einer Verlängerung der Verweildauer der aufgenommenen Speisen, nachdem diese nicht ordnungsgemäß und zeitgerecht verdaut werden können. Dies führt über Gärungs- oder Fäulnisprozesse zu Dyspepsie und Dysbiose als Wegbereiter einer Pilzbesiedlung. Schon allein deshalb ist ein ausgeglichener Säure-Basen-Haushalt anzustreben.

Bedeutung erlangt er aber auch für eine ausreichende Entgiftung bei Pilzerkrankungen. Die meisten Stoffwechselprodukte sind nämlich Säuren, die wir als solche nicht ausscheiden können. Der Körper muss mit Hilfe von Mineralstoffen wie Calcium, Magnesium und Zink diese Säuren neutralisieren, um sie unschädlich zu machen und ausscheiden zu können. Daher ist der Säure-Basen-Haushalt eng mit dem Mineralstoffwechsel verbunden.

## Substitution orthomolekularer Stoffe

Ohne ausreichende Anwesenheit von Mineralstoffen, Spurenelementen und Vitaminen kann unser Immunsystem nicht richtig arbeiten oder nimmt seine Funktion nur teilweise wahr. Nachdem wir – aufgrund unserer falschen Ernährungsgewohnheiten sowie durch den Wertverlust unserer Lebensmittel – kaum mehr ausreichend Mineralstoffe, Spurenelemente und Vitamine im Körper zur Verfügung haben, müssen wir diese ersetzen (Substitution). Erschwerend kommt hinzu, dass Pilze selbst Mineralstoffe verstoffwechseln, allen voran Zink. Somit wird die vorhandene Menge nochmals reduziert.

- Mineralstoffe, Spurenelemente und Vitamine haben für das Immunsystem Schlüsselfunktion! Am häufigsten ist die Substitution von Zink, Selen, Kalium, Magnesium, Vitamin A, E und C erforderlich.

Im Einzelfall wird die Substitution jedoch auf die individuellen Erfordernisse abgestimmt.

## Physiko- und Hydrotherapie

Auch Sauna, Kneippen und Bewegung an frischer Luft unterstützen das Immunsystem. Diese und andere physiko- und hydrotherapeutische Maßnahmen werden eingesetzt, um den Organismus in der Phase der Umstimmung zu unterstützen beziehungsweise langfristig gesund zu erhalten.

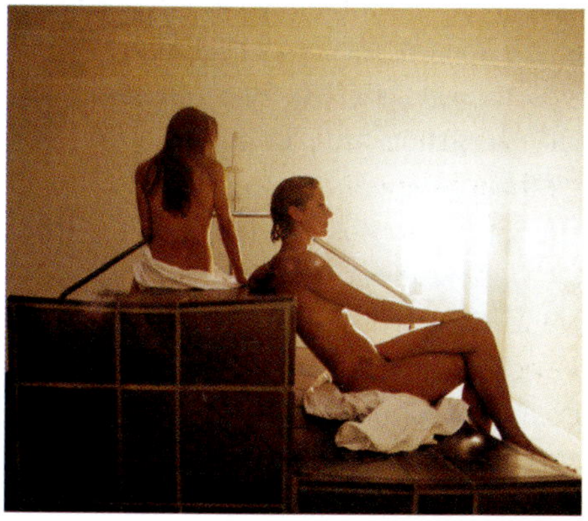

## Psychotherapie

Vielfach manifestieren sich „Pilzbeschwerden" im psychischen Bereich (siehe Symptomatik, Seite 13 ff). Oft sind gerade dies die Beschwerden, welche die Patienten selbst über eine lange Zeit beobachtet haben und die niemand so recht einzuordnen wusste.

Es wäre völlig falsch, die Patienten hier mit Psychopharmaka zu therapieren, was jedoch häufig erfolgt. Einfühlsame und mitfühlende Gesprächsführung sowie Aufklärung über die Zusammenhänge ist wichtiger als die medikamentöse Therapie. Die Patienten sollen erkennen und verstehen, warum gerade diese Beschwerden auftreten. Sie müssen auch vorbereitet werden, dass es sogar im Zuge der Entgiftung und Pilzelimination zu einer verstärkten Symptomatik kommen kann. Diese Anfangsreaktion ist der Hinweis für die Wirksamkeit und Effizienz der angewendeten Therapiemaßnahmen. Als behandelnder Arzt sind in erster Linie zwei Dinge notwendig: Geduld und die Sicherheit, dass durch die Pilzbehandlung die Beschwerden völlig abklingen.

Gegebenenfalls können neben der Gesprächstherapie Bachblüten (vor allem Rescue), homöopathische Arzneien sowie eine gezielte orthomolekulare Substitutionstherapie die Beschwerden lindern und rascher abklingen lassen. In allen Fällen sollten auch verstärkte Entgiftungsmaßnahmen wie Einläufe oder Reibesitzbäder eingesetzt werden.

## Medikamente

Viele Medikamente – aus unterschiedlichen Bereichen der Medizin – wirken immunstimulierend. Aus dem Pflanzenreich sei der rote Sonnenhut (Echinacea purpura) erwähnt. Er ist in verschiedenen Zubereitungen erhältlich, von Kapseln, Tropfen oder Tee bis hin zur homöopathischen Potenzierung.

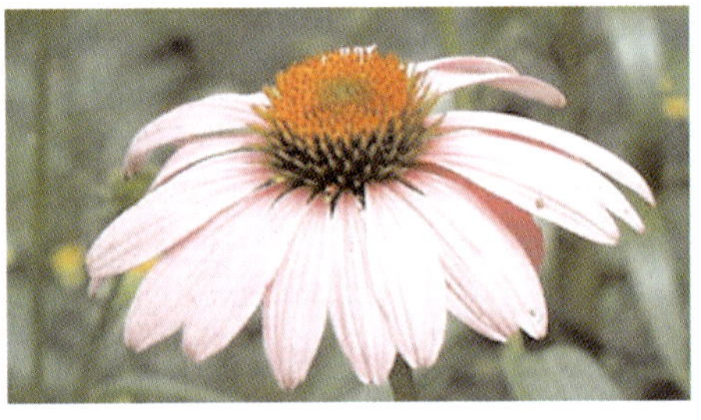

Die Wirkung von Vitamin C bei Infekten ist hinlänglich bekannt. Aber auch bei Pilzinfekten ist Vitamin C zur Stärkung der Abwehr wichtig.

In den letzten Jahren hat sich noch eine weitere Therapieform etabliert: die Gabe von Thymusextrakt. Gerade der Thymus spielt im Immunsystem eine besondere Rolle. Man musste erkennen, dass seine Aufgaben weit über das bisher vermutete Maß hinausgehen und er sehr wohl auch noch beim Erwachsenen aktiv ist. Es stehen heute eine Reihe unterschiedlicher Präparate von verschiedenen Firmen für die Therapie zur Verfügung (Thymusand, Thymuvocal, Tymoject, IMM Formula usw.). Sie alle können als unterstützende Maßnahme sehr hilfreich sein, sollten aber unbedingt (mittels AK) getestet werden.

## Umstimmungstherapien

**Die Eigenblutbehandlung:** Sie ist eine bewährte Therapie zur Steigerung der Abwehrkraft. Dabei gibt es verschiedene Variationen dieser Therapie: als Injektionstherapie, nach Sauerstoffanreicherung oder nach homöopathischer Potenzierung. Über die verschiedenen Indikationen und Anwendungen dieser Therapie sei auf die entsprechende Literatur verwiesen.

**Die Eigenharntherapie:** Abele hat in vielen Publikationen auf die hervorragende Wirkung der Eigenharntherapie (Autourotherapie) bei Pilzerkrankungen hingewiesen. Unserer Erfahrung nach bestätigt sich dies bei besonderen Situationen. Bedacht werden sollte jedoch, dass eine Eigenharntherapie niemals „verordnet" wird, sondern allenfalls „empfohlen" beziehungsweise der Patient darauf hingewiesen wird. Diese Vorgehensweise hat sich insofern bewährt, als sich der Patient freiwillig zu dieser – in unserem Kulturkreis doch etwas angefeindeten Therapie – entschließt. Durch die Autourotherapie lassen sich sowohl lokale Mykosen zum Beispiel der Haut als auch des Darmes sowie systemische Mykosen günstig beeinflussen. Obwohl praktisch nebenwirkungsfrei, sind sehr wohl zum Teil heftige Ausscheidungsreaktionen zu beobachten.

Über Einzelheiten zur Durchführung der verschiedenen Formen der Autourotherapie sei auf die entsprechende Literatur verwiesen (siehe Seite 146).

## Medikamentöse Behandlung der Pilze

### Antimykotisch wirksame Medikamente

Hier kommen alle Substanzen in Frage, die eine pilzhemmende und/oder -abtötende Wirkung haben. Kriterium der Verabreichung ist wieder die individuelle Wirksamkeit und Verträglichkeit sowie der Grad und Ort der Pilzinfektion. Eine Liste der bei Pilzerkrankungen bewährten Medikamente finden Sie auf Seite 36 f.

Nachdem Pilze oft mit Unverträglichkeiten verschiedener Art einhergehen beziehungsweise mit allergischen Symptomen vergesellschaftet sind, müssen alle verwendeten Arzneien hypoallergen sein.

Wenn wir im Folgenden pilzwirksame Arzneien erwähnen, so meinen wir im Wesentlichen Reinsubstanzen (siehe auch Seite 34). Die Wirkung dieser Reinsubstanzen ist intensiver und ohne begleitende Nebeneffekte. Einige Firmen haben sich bereits den Erfordernissen angepasst. Aber auch Apotheker können mit etwas gutem Willen diese reinen Präparate selbst herstellen.

Für die medikamentöse Therapie ist auch der Umstand von Bedeutung, dass sich Pilze relativ rasch an verschiedenste Medikamente „gewöhnen" können.

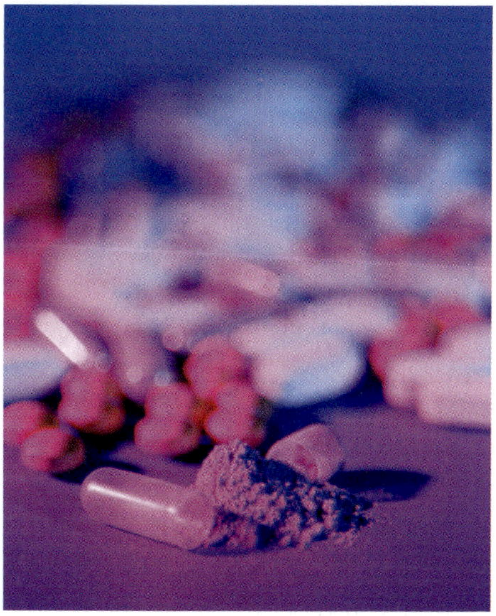

AUS DER PRAXIS

## Reine Substanzen sind besser!

Füllstoffe, Tablettierhilfen, Zusatzstoffe, wie sie bei der Präparation vieler Arzneien Verwendung finden, sind für Pilzpatienten beziehungsweise -allergiker problematisch.

Hierzu ein Beispiel: Eine für die Pilzbelastung wichtige Substanz ist Nystatin. Nystatin hat eine hervorragende fungizide Wirkung, bleibt im Darminneren, das heißt wird nicht resorbiert und kann daher bei intestinalen Mykosen sehr gut zur Therapie verwendet werden. Häufig wird diese Substanz in Tabletten oder Drageeform angeboten. Hierbei wird zur Herstellung einer Tablette, die vielleicht ein Gramm wiegt, ca. ein Drittel der Wirksubstanz verwendet, der Rest, also zwei Drittel, sind Zusatzstoffe, die für Allergiker häufig unverträglich sind. Oft sind Therapieversager (siehe Seite 144 f) oder eine Verschlechterung bei dem Patienten darauf zurückzuführen.

Weil der Geschmack für die Einnahme der Arznei wichtig ist, fügen viele Hersteller zur Geschmacksverbesserung Zucker hinzu. So sind Zubereitungsformen (Nystatinsuspensionen) mit einem Zuckeranteil von bis zu 60 % erhältlich. Auch dies scheint in Anbetracht der strengen Anti-Pilz-Diät nicht vorteilhaft für den Therapieerfolg.

Eine Besonderheit soll an dieser Stelle ebenfalls noch erwähnt werden. Im Bereich der Orthomolekularen Therapie, also der Substitution von Mineralstoffen, Spurenelementen und Vitaminen, gibt es einige Präparationen auf Hefebasis. Oft zeigt die Hefe bei Pilzbelastung eine Kreuzreaktion mit Pilzen und wird dadurch nicht vertragen. Hefe in Mineralstoffpräparaten ist daher zu vermeiden!

Die außerordentlich vielfältigen Adaptationsmöglichkeiten der Pilze müssen und können umgangen werden, wenn verschiedene antimykotisch wirksame Arzneien abwechselnd therapeutisch eingesetzt werden. Daher ist es wichtig, am Anfang der Therapie mehrere wirksame und individuell gut verträgliche (entsprechend AK-Test) Arzneien zur Verfügung zu haben.

Bei entsprechender klinischer Notwendigkeit kann am Anfang durchaus ein „chemisches“ Pilzmittel wie Nystatin® oder Amphomoronal® Verwendung finden. Idealerweise wechselt man jedoch nach sieben bis zehn Tagen auf ein „Phytotherapeutikum“ oder ein anderes Pilzmittel. Im AK-Test lässt sich der Zeitpunkt eines Wechsels der Medikation erkennen beziehungsweise kontrollieren.

Ein Beispiel für ein sechswöchiges Therapieschema finden Sie auf Seite 37. Wichtig bei allen Therapieschemen ist, dass als Ergänzung wirksame Mineralstoffe und Spurenelemente eingesetzt werden, um das Immunsystem zu unterstützen.

Wichtig

## Eine Reinfektion verhindern

Eine Mitbehandlung des Mund- und Rachenraums sowie – falls erforderlich – der Nasennebenhöhlen ist wichtig, um eine Reinfektion aus diesen Bereichen zu verhindern. Beginnt die Therapie beispielsweise mit Nystatin, wird der Mund- und Rachenraum durch Ölziehen mit Mixtura thymi und kaltgepressten Pflanzenölen (Rezept siehe Seite 42) mitbehandelt. Beginnt die Behandlung mit Amphomoronal-Suspension, so wird diese Suspension wie beim Ölziehen durch den Mund bewegt. Sind im Sinne einer chronischen Entzündung die Nebenhöhlen mitbetroffen, ist eine „nasale Reflextherapie" hilfreich. Hierbei wird von Beginn an mit ätherischen Ölen die Nasenschleimhaut mitbehandelt. Gegebenenfalls werden auch Inhalationen mit Nystatin erforderlich.

## Unterstützung der natürlichen Darmflora

Ab ca. der Hälfte der voraussichtlichen Therapiedauer bewähren sich auch Präparate, welche die natürliche Darmflora unterstützen. Je stärker die natürliche Keimflora ist beziehungsweise wird, desto eher kann sie auch selbst zur Milieubereinigung und damit Pilzelimination beitragen. Hier finden vor allem natürliche Symbionten Verwendung (zum Beispiel Acidophiluskeime), deren Stoffwechselprodukte oder -substanzen die Regeneration der Darmflora begünstigen. Auch hier wiederum soll die individuelle Verträglichkeit beachtet beziehungsweise getestete Präparate verwendet werden. Eine Liste von Präparaten, die die natürliche Darmflora unterstützen, finden Sie auf Seite 37.

## Wirksame Kräuter gegen Pilze

**Kräuter in der Küche:** Die gegen Pilze wirksamen Stoffe sind die ätherischen Öle der Pflanzen. Neben den arzneilichen Gaben sollte auch die Verwendung der Kräuter in der Küche nicht zu kurz kommen. Dies entspricht auch den Vorstellungen einer gesunden Ernährung und wirkt somit unterstützend auf die Therapie.

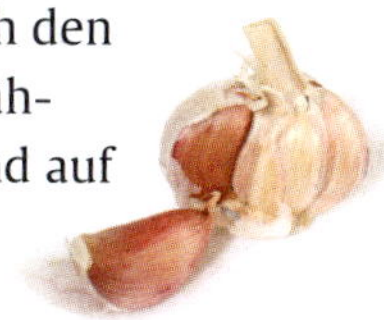

Info

## Kräuter mit pilzhemmender Wirkung

Citronella, Bärlauch, Brunnenkresse, Ingwer, Kapuzinerkresse, Knoblauch, Lauch, Lavendel, Meerrettich, Minze, Myrrhe, Nelken, Salbei, Schwarzkümmel, Teebaum, Thymian (roter), Zimt, Zitronenmelisse, Zwiebel

**Kräuter als Tees:** Darüber hinaus ist bei einigen dieser Kräuter auch die Zubereitung als Kräutertee sinnvoll und zugleich hilfreich. Nachdem das Trinken

# Wirksame Medikamente gegen Pilze

| Name | Inhaltsstoffe | Hersteller |
|---|---|---|
| a) lokal (im Verdauungstrakt) wirkende Antimykotika:<br>Nystatin®-Reinsubstanz<br>Amphomoronal®- Suspension<br>Daktarin® 2% orales Gel | <br><br>Nystatin<br>Amphotericin B<br>Miconazol | <br><br>Apothekenzubereitung<br>Squibb<br>Janssen & Cilag Pharma |
| b) systemisch wirkende Antimykotika:<br>Sporanox® = Sempera®<br>Fungata®<br>AC Formula® | <br><br>Itraconacol<br>Fluconazol<br>Extrakte aus Berberis, Grapefruit, Lavendel, Melaleuka, Thymian | <br><br>Janssen & Cilag Pharma<br>Pfitzer<br>Pure Encapsulation USA |
| Formula SF 722® | Undecylensäure | Thorne Research USA |
| Mixtura thymi comp. | ätherische Öle aus Thymian, Zimt, Teebaum, Myrrhe | Apothekenzubereitung |
| Albicansan®<br>Mucokehl®<br>Pefrakehl® | Candida albicans D5<br>Mucor racemusus D5<br>Candida parapsilosis D5 | Sanum Kehlbeck |
| Borax D3 | Natriumtetraborat | homöopath. Zubereitung |
| Furfurol D6, D3 | Furanaldehyd | Apothekenzubereitung |
| Para Microcidin® | Zitrussamenextrakt, Flavonoide, ungesättigte Fettsäuren | Nutri Cology USA |
| Pro Seed® | Extrakt aus Grapefruitsamen | Life Light |

# Mögliches Therapieschema für eine Pilzbehandlung

| Antimykotika im wöchentlichen Wechsel | | Durchgehend einnehmen beziehungsweise durchführen |
|---|---|---|
| 1. Woche | Nystatin® Reinsubstanz | Zink |
| 2. Woche | AC Formula® | Selen |
| 3. Woche | Furfurol D6 | Flax/Borrageöl-Kps. |
| 4. Woche | AC Formula® | Ölziehen mit Mixt. thymi comp. |
| 5. Woche | Furfurol D6 | Ca. ab der 4. Woche LL Acidophilus |
| 6. Woche | Candida Nosode D6 | |

# Präparate zur Unterstützung der Darmflora

| Präparat | Inhaltsstoffe | Hersteller |
|---|---|---|
| LL Acidophilus | kuhmilchfreier Acidophilus | Futurbiotics USA |
| Omniflora | L. acidophilus, L. bifidus, E. coli | Med. Fabrik GmbH & Co., Berlin |
| Bioflorin | Strept. faec. | Cernitin S.A |
| Mutaflor | E. coli | Ardeypharm |
| Acidobif | L. acidophilus und bifidus | Töpfer |
| (Pro) Symbioflor | E. coli, Strept. faec. | Symbio Pharm |

in der Therapie ein wichtiger Faktor ist, unterstützt dies einerseits die Ausscheidung und entfaltet andererseits auch eine milde pilzhemmende Wirkung. Bei der Zubereitung ist allerdings darauf zu achten, dass die Tees nur kurz ziehen (maximal eine Minute), damit die ätherischen Öle erhalten bleiben. Eine Ausnahme stellt hier der Lapacho-Tee dar, der eine längere Zubereitungszeit hat.

Info

### Tees bei Pilzerkrankungen

Angelika, Blutwurz, Citronella, Eberwurz, Efeu, Lapacho, Sanikelwurz, Seifenrinde, Thymian, Zinnkraut

### Nosoden

Unserer Erfahrung nach bewährt sich am Ende einer Therapie die Gabe so genannter Nosoden. Nosoden sind homöopathische Zubereitungen aus erkranktem Gewebe, krankheitsauslösenden Erregern beziehungsweise Toxinen. Für die Pilztherapie werden entweder die fertigen Nosoden verschiedener Firmen (Staufen-Pharma, Sanum-Reihe usw.) verwendet, oder man überlässt die Herstellung dem Apotheker aus dem entsprechenden Antigen. Darüber hinaus bewähren sich auch die Nosoden verschiedener Pilzgifte wie Aflatoxin.

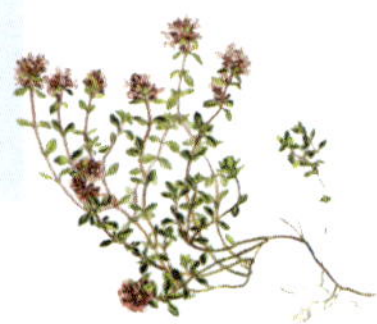

## Entgiftungsmaßnahmen

Durch die verschiedenen therapeutischen Maßnahmen kommt es zum Absterben von Pilzen. Dabei wird eine Reihe von Giftstoffen aus den Pilzen freigesetzt. Diese Giftstoffe und Zerfallsprodukte müssen rasch vom Körper ausgeschieden werden. Viele Reaktionen während einer Therapie sind – sofern vorher getestete Arzneien verwendet werden – Zeichen einer effektiven Therapie.

Oft sind aber auch die Ausscheidungsorgane, Darm, Niere, Lunge, Haut sowie die Notventile durch die lang bestehende Pilzbelastung in ihrer Funktion derart beeinträchtigt, dass ein Missverhältnis besteht zwischen auszuscheidenden Giftstoffen und dem Vermögen der Ausscheidungsorgane, dies zu tun. Auch hier kann die Therapie nach F. X. MAYR eine optimale Unterstützung darstellen (Säuberung!).

### Reichlich trinken

Grundvoraussetzung für ein funktionierendes Stoffwechselsystem ist, dass aus-

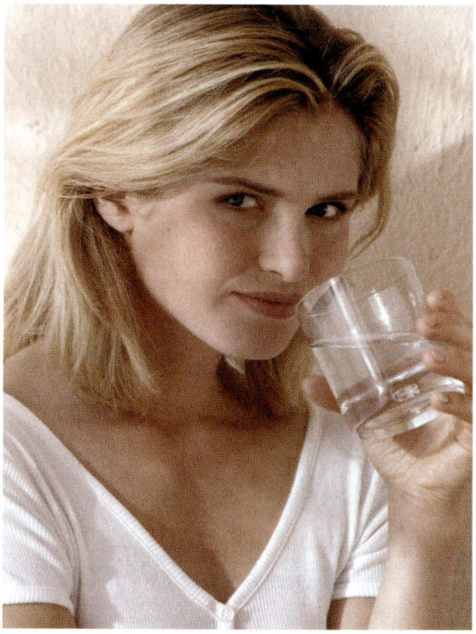

reichend Flüssigkeit zur Verfügung steht. Der menschliche Körper besteht je nach Alter und Geschlecht aus 60 bis 75 % Wasser. Der Stoffaustausch, vor allem die Ausscheidungsfunktion, ist an die Anwesenheit von Flüssigkeit gebunden.

Info

### Welche Menge ist nötig?

Wenn wir im Alltag schon zweieinhalb bis drei Liter für den Stoffwechsel benötigen, so erhöht sich dieser Bedarf bei Entgiftungsreaktionen noch beträchtlich. Günstig ist es daher, wenn man während der Pilztherapie mindestens drei Liter trinkt.

Am besten ist reines Quellwasser, auch Mineralwasser (mit wenig oder nur natürlicher Kohlensäure) und vor allem kurz gebrühte (blonde) Kräutertees (siehe Teezubereitungen). Auch das Basengetränk – Gemüsebrühe ist als Getränk bestens geeignet (siehe Rezept Seite 71).

Info

### Kräutertees zur Entgiftung

Anserine, Fenchel, Melisse, Johanniskraut, Schafgarbe, Käsepappel, Lindenblüten, Weidenröschen, Waldmeister, Melisse (Achtung: für Allergiker oft ungünstig, da hoher Histamingehalt!).
Zubereitung: 1–2 TL Kräuter mit $^{1}/_{4}$ l kurz aufgekochtem Wasser überbrühen, max. 1 Minute ziehen lassen, dann sofort abseihen.

Fruchtsäfte, Alkoholika und Bohnenkaffee zählen nicht als Getränk und sind während der Pilztherapie nicht erlaubt.

## Entgiftung über den Darm

Nachdem der Verdauungsapparat sowohl Sitz von Pilznestern als auch ein Hauptausscheidungsorgan ist, kommt der Behandlung des Darmes besondere Bedeutung zu. Daher ist es auch sinnvoll, die Pilzbehandlung im Rahmen einer Therapie nach F. X. MAYR durchzuführen. Hierbei ist die „Säuberung" eines der therapeutischen Prinzipien (siehe Erklärung der Therapie nach F. X. MAYR, Seite 45). Wir können die Ausscheidungsvorgänge durch mehrere Maßnahmen fördern.

**Bittersalz:** Bittersalz/Glaubersalz oder auch Magnesiumcitrat sind gute Möglichkeiten, den Darm von oben nach unten zu reinigen. Im Zuge der Therapie nach MAYR wird am Morgen ein gestrichener Teelöffel auf ein Viertel Liter Wasser getrunken.

**Einlauf:** Bei allen Entgiftungsmaßnahmen ist der Einlauf eine leicht handhabbare und äußerst wirkungsvolle Maßnahme.

**Colonhydrotherapie:** Die Colonhydrotherapie ist bezüglich der Ausscheidungsfunktion noch wirkungsvoller als ein einfacher Einlauf und wird meistens von einem Arzt oder Heilpraktiker durchgeführt. Hierbei wird der Dickdarm mehrmals hintereinander durchgespült. Als Spülmittel dient ebenfalls Wasser, das in verschiedenen Temperaturen anregend auf die Darmmotorik wirkt.

**Ärztliche manuelle Bauchbehandlung:** Sie ist unverzichtbarer Bestandteil einer Therapie nach F. X. MAYR und wird vom speziell ausgebildeten MAYR-Arzt durchgeführt.

*Info*

### Einlauf – so wird's gemacht

Mit Hilfe eines Klysos kann jeder selbst rasch und ohne Hilfe weiterer Personen einen Einlauf durchführen: Das Waschbecken wird mit warmem Wasser gefüllt (so warm wie es gerade vertragen wird – Wärme löst Verkrampfungen des Darmes!). Nun hält man das Ende des Klysos mit dem Ventil ins Wasser und pumpt zunächst die Luft heraus. Nachdem das Darmstück mit etwas Creme oder Vaseline eingefettet wurde, führt man es vorsichtig in den After ein. Anschließend pumpt man das Wasser in den Enddarm, und zwar so lange, bis ein Völlegefühl auftritt. Danach den Klyso herausnehmen und dem Entleerungsdrang nachgeben. Nach einer kurzen Pause kann der Vorgang zur Intensivierung wiederholt werden.

## Unterstützung der Entgiftung

Es gibt noch viele weitere Möglichkeiten, mit denen Sie die Entgiftung unterstützen können.

**Trockenbürsten:** Trockenbürsten der Haut mit einem Waschlappen oder einer Massagebürste fördert die Durchblutung der Haut und damit ihre Ausscheidungsfunktion. Die gesamte Haut wird über einige Minuten so gebürstet, bis eine Rötung der Haut eine kräftige Durchblutung anzeigt. Nachfolgendes Wechselduschen (erst

AUS DER PRAXIS

## Die ärztliche manuelle Bauchbehandlung erfüllt mehrere Aufgaben

**Lösen von Schlacken:** Bei der Bauchbehandlung werden gezielt die verschiedenen Abschnitte des Verdauungsapparates entsprechend der Notwendigkeit manuell behandelt. Dadurch wird die Peristaltik und somit die Ausscheidungsfunktion des Darmes angeregt. Gleichzeitig erfolgt ein Lösen alter „Schlacken“, die zum Teil fest an den Darmwänden kleben.

**Anregung des venösen Abflusses und der Lymphzirkulation:** Gerade die verbesserte Funktion des Lymphsystems (= Immunsystem) ist bei der (intestinalen) Mykose von entscheidender Bedeutung.

**Bereitstellung von Sauerstoff:** Des Weiteren wird die Atemfunktion verbessert und so dem Organismus mehr Sauerstoff zur Verfügung gestellt – ein Faktor, der den Stoffwechsel jeder Zelle günstig beeinflusst.

**Kontrolle des Therapiefortschritts:** Außerdem werden durch die manuelle Untersuchung des Verdauungsapparates Therapiefortschritte kontrolliert oder etwaige (Diät)Fehler festgestellt. So kann zu jedem Zeitpunkt korrigierend in die Therapie eingegriffen werden.

warm, dann kalt, so wie es vertragen wird) unterstützt den Kreislauf und verstärkt die Entgiftung über die Haut. Besonders am Morgen ist diese Maßnahme ein echter Muntermacher für Morgenmuffel.

**Ansteigendes Fußbad:** Hierbei lässt man in einen etwas breiteren Eimer, in dem beide Füße bequem Platz finden, langsam warmes bis heißes Wasser zufließen. Die Temperatur steigt so lange an, wie sie gerade noch vertragen wird. In Folge tritt eine angenehme Durchwärmung – nicht nur der Füße – ein, eventuell auch leichte Schweißbildung. Nach ca. 10 Minuten werden die Füße kalt abgeduscht (oder in kaltes Wasser gehalten). Nachdem sie trockenfrottiert wurden, zieht man warme Wollsocken an. (Als Schielebad von der Firma Schiele Hamburg fertig erhältlich).

**Auslaugebad:** Das „Auslaugebad“ dient dazu, Giftstoffe über die Haut auszulaugen. Dabei werden in gut warmes Bade-

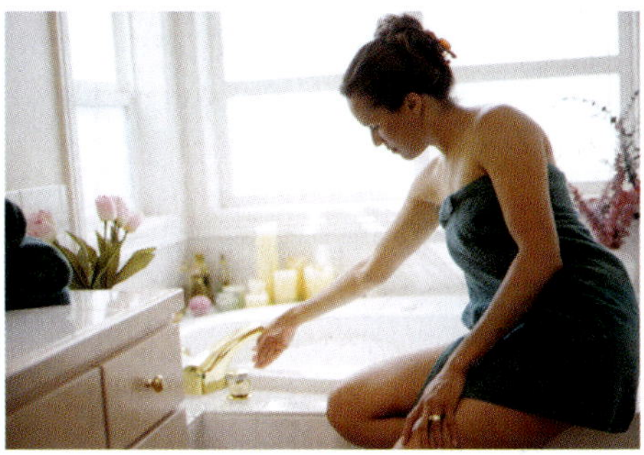

wasser entweder Kräuterzusätze (beispielsweise Vivamed-Badezusatz) oder einfach Basenpulver oder Natriumcarbonat (Badesoda) gegeben. Das Ergebnis der Entgiftung lässt sich nach dem Bad oft als „Schmutzrand" an der Badewanne erkennen. Am Abend vor dem Schlafengehen genossen, hat es außerdem eine beruhigende Wirkung.

**Reibesitzbad:** Das Reibesitzbad nach Kuhne für Frauen bewährt sich sowohl bei Mitbeteiligung des Urogenitaltraktes als auch zur Förderung der Ausscheidungsvorgänge. Außerdem ist es bei hormonellen Regulationsstörungen nahezu jeder Art eine einfache und wirkungsvolle Unterstützung: Wasser in einen Eimer füllen, auf dem man bequem sitzen kann. Auch das Bidet eignet sich gut, allerdings muss hier öfter das Wasser gewechselt werden. Mit einem weichen Schwamm, einem Waschlappen oder einfach mit der Hand wird nun das äußere Genitale ca. 20 Minuten lang gespült (nicht zu fest reiben!). Die Temperatur des Wassers wird so gewählt, dass es anfänglich angenehm ist, jedoch täglich etwas kühler wird, bis zuletzt kaltes Wasser gut vertragen wird.

- Alle Wasseranwendungen sollten nur in gut durchwärmtem Zustand durchgeführt werden. Für die genauen Anweisungen siehe Literatur (siehe Seite 146).

**Ölziehen:** Vom russischen Arzt Dr. Karach stammt der Hinweis, dass durch „Ölziehen" viele Giftstoffe über die Schleimhaut des Mund-Rachen-Raumes ausgeschieden werden können. Wir wissen, dass Pilze auch gerne in der Mundhöhle, der Nase oder den Nasennebenhöhlen wachsen. In solchen Fällen muss die Behandlung des Nasen-Rachen-Raumes in die Therapie integriert werden. Da Pilze in diesem Gebiet nur schwer nachgewiesen werden können (letzlich nur durch einen Abstrich beweisbar), bewährt es sich, die Behandlung durch diese einfache, selbst durchzuführende Maßnahme zu ergänzen.

Für die Pilzbehandlung können Sie sich in der Apotheke folgende Mixtur herstellen lassen:

Info

### Rezeptur für die Mixtura thymi comp.

| | |
|---|---|
| Thymianöl | 1,5 |
| Zimtöl | 1,5 |
| Teebaumöl | 1,5 |
| Mandelöl | ad 50,0 |
| Mds | Mixtura thymi comp. |

Die verwendeten ätherischen Öle haben eine gute pilztötende Wirkung und durch die Mischung mit Sonnenblumenöl gelangen sie bis in die feinsten Schleimhautnischen der Mundhöhle: Am besten morgens (oder auch mehrmals täglich) wird ein dreiviertel Teelöffel kaltgepresstes Sonnenblumenöl mit einigen Tropfen (bis zu einem viertel Teelöffel) Mixtura thymi comp. vermischt und in den Mund genommen. Das Öl wird nun für zehn bis fünfzehn Minuten im Mund hin und her bewegt und durch die Zahnzwischenräume gezogen, bis es weiß schaumig wird. Danach wird das Gemisch ins WC gespuckt! Nicht schlucken!

Besonders einfach in der Anwendung und sehr wirkungsvoll ist auch die fertige Vivamed-Ölmischung.

**Inhalationen:** Zur Behandlung von Nase und Nasennebenhöhlen wird mit pilzwirksamen Arzneien inhaliert. Hierfür gibt es fertige Nystatinlösungen, oder man verwendet die oben erwähnten ätherischen Öle.

**Nasale Reflextherapie:** Auch die nasale Reflextherapie nach Krack ist sehr wirksam: Dabei werden ätherische Öle mit einem Wattestäbchen in die Nasengänge eingebracht und dort 1–2 Minuten belassen. Die Reinigung der Nase und Nasennebenhöhlen ist am Nießen, verstärkter Sekretion beziehungsweise Freiwerden von verstopften Nasen erkennbar.

**Arzneiliche Unterstützung der Entgiftung:** Es gibt viele Arzneien, die die Ausscheidungs- und Entgiftungsfunktion des Organismus positiv unterstützen. Die Verabreichung bleibt dem behandelnden Arzt überlassen, der je nach Klinik, individueller Notwendigkeit und Verträglichkeit (AK-Test) die beste Arznei auswählt.

Bewährt haben sich in erster Linie homöopathische Einzel- und/oder Komplexmittel, Phytotherapeutika und dergleichen zur Verbesserung der Funktion von Darm, Niere und Lymphe.

▼ Homöopathika unterstützen die Therapie

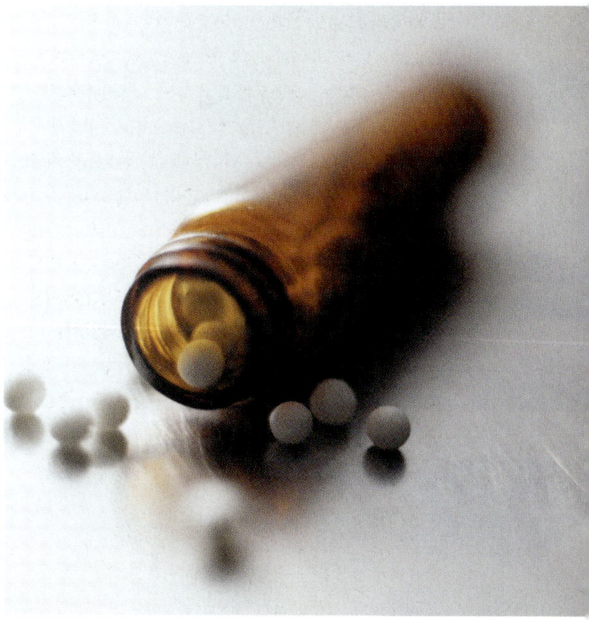

## Individuelle Anti-Pilz-Diät

„Diät“ stammt vom Griechischen „Diaita“ und bedeutet Lebensführung: Nur eine grundlegende Änderung der Ernährungs- und der Lebensweise schafft eine Milieuänderung und damit die Basis für ein gesundes Leben.

Die Anti-Pilz-Diät ist eine Diätform, die für einen bestimmten Behandlungszeitraum eingehalten werden muss. Sie zielt darauf ab, den Pilzen die Lebensgrundlage zu entziehen, indem das Milieu im Darm verändert wird. Meiden von kurzkettigen Kohlenhydraten (= Zucker) ist das oberste Ziel der Anti-Pilz-Diät. Anfänglich erfolgt dies in einer sehr strengen Form. Schrittweise – nach individuellem Therapiefortschritt – erfolgt die Wiederaufnahme von Kohlenhydraten in den Speiseplan. Wie Sie eine Anti-Pilz-Diät im Einzelnen durchführen, erfahren Sie ab Seite 58.

Das Prinzip ist einfach, erfordert aber vom Einzelnen Konsequenz in der Umsetzung. Das schrittweise Hinführen von der industriell zerstörten Nahrung zu einer individuell gut verträglichen und gesunden Ernährungsform ist ebenfalls Ziel der Anti-Pilz-Diät.
Die Anti-Pilz-Diät wird idealerweise vom fachkundigen Arzt begleitet. Nachdem sie untrennbar mit einer Darmreinigung verbunden ist, liegt eine Verbindung mit einer Therapie nach F. X. MAYR auf der Hand.

Wichtig

### Das ist bei einer Anti-Pilz-Diät tabu

**Zucker:** Jede Form von Zucker und alles was daraus hergestellt ist wie weißer und brauner Zucker, Rohzucker, Traubenzucker, Honig, Ahornsirup, Birnendicksaft usw.

**Getreide:** Vor allem Auszugsmehle und alle daraus hergestellten Speisen wie Brot, Gebäck, Kuchen usw. Beachten Sie persönliche Unverträglichkeiten.

**Früchte:** Vor allem süße Früchte in allen Zubereitungsarten, auch als Säfte sowie Trockenfrüchte.

**Alkohol:** In jeder Form.

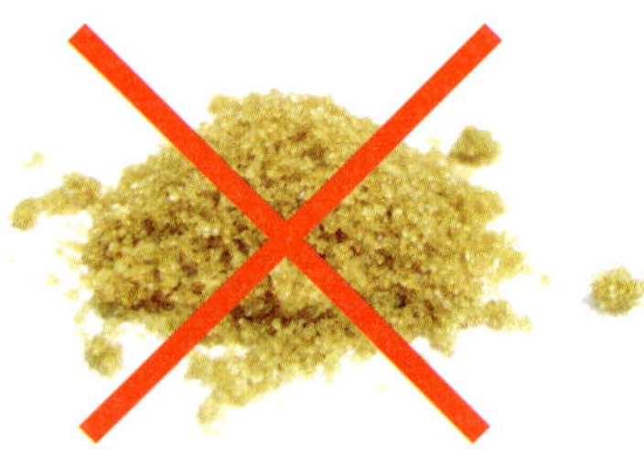

# Diät und Therapie nach F. X. MAYR

Die Behandlung nach F. X. MAYR ist unverzichtbarer Bestandteil einer Pilzbehandlung.

Die Grundzüge einer MAYR-Behandlung entsprechen allen Anforderungen einer wirkungsvollen Pilztherapie. Ob im Einzelfall eine strenge Fastentherapie nach F. X. MAYR durchgeführt oder ein milderer Weg der Behandlung gewählt wird, entscheidet der speziell ausgebildete MAYR-Arzt gemeinsam mit dem Patienten unter Berücksichtigung aller Vor- und Nachteile der einzelnen Therapieformen.

*Hinweis*

### Kurz, aber heftig

Grundsätzlich gilt, dass bei strenger Kurdurchführung der Zeitraum der notwendigen Therapie kürzer ist, aber auch mit mehr „Entgiftungsreaktionen" gerechnet werden muss. Daher bitte nur nach Rücksprache mit dem behandelnden Arzt die Therapie beginnen.

## Entgiftungsmaßnahmen

Die folgenden therapeutischen Prinzipien sind auch Grundlage einer Anti-Pilz-Diät beziehungsweise Behandlung des Verdauungsapparates bei Pilzbelastung:

- Schonung
- Säuberung
- Schulung
- Substitution

### Schonung

Allgemein erzielen wir eine Schonung des Verdauungsapparates dadurch, dass die Nahrungsaufnahme reduziert wird. Dies erfolgt – je nach Notwendigkeit und ärztlicher Verordnung – in individuellen Abstufungen:

**Fasten:** Fasten im eigentlichen Sinn stellt die strengste Therapieform dar, bei der lediglich Flüssigkeiten wie Wasser, Kräutertees, Mineralwasser oder Basenbrühe aufgenommen werden.

**Milchdiät:** Die Milchdiät beziehungsweise erweiterte Milchdiät sind Therapieformen, bei denen ein altbackenes Weißgebäck als Kautraining die

Speichelproduktion anregt, um das löffelweise zu sich genommene Milchprodukt ordnungsgemäß verdauen zu können.

Für eine erfolgreiche Anti-Pilz-Diät muss diese klassische Therapieform nach F. X. MAYR individuell abgeändert werden. Bei Unverträglichkeit von Kuhmilch und -produkten sind entweder Schafsjogurt oder die Basensuppe gute Alternativen. Anstelle des altbackenen Weißgebäckes eignet sich die Kartoffel hervorragend. Auch die Pflege der Esskultur (siehe Seite 48) muss konsequent durchgeführt werden.

- Bei der Anti-Pilz-Diät werden kurzkettige Kohlenhydrate sowie allergieauslösende beziehungsweise unverträgliche Lebensmittel vermieden, um den Verdauungstrakt zu schonen und das Immunsystem zu stärken.

**Milde Ableitungsdiät (MAD):** Bei der MAD – der leichtesten Form einer Schonkost – werden mittags Hauptgerichte, welche durch Auswahl der Speisen und Zubereitungsform leicht bekömmlich sind, gereicht. Diese milde Ableitung ist auch Basis einer individuellen Pilztherapie, wie sie in Stufe 1 ab Seite 64 beschrieben wird.

## Säuberung

Info

### Reinigung des Organismus von innen

Die Säuberung ist notwendig, um einerseits Pilznester aus dem Verdauungsapparat zu entfernen und andererseits Giftstoffe (Pilztoxine) aus den Körperdepots auszuleiten. Ziel der Säuberung ist das Wiedererlangen der Selbstreinigungskraft des Organismus.

Im Vordergrund steht die Darmreinigung mithilfe salinischer Wässer (Bitter-/Glaubersalz, Magnesiumcitrat) und bei Bedarf auch Einläufe. Dadurch erfolgt eine Elimination von Darmschlacken, die sich zum Teil über einen längeren Zeitraum im Verdauungsapparat befanden. Gleichzeitig wird durch diese Reinigung die Ausscheidungsfunktion des Darmes verbessert und es können in Folge Stoffwechselgifte, die irgendwo im Körper zwischengelagert waren, durch eine Art Sogwirkung im Darm abtransportiert und ausgeschieden werden.

Diese Darmreinigung verändert zwangsläufig das Milieu im Darminneren, wodurch eine gesunde, für die ordnungsgemäßen Verdauungsvorgänge notwendige Bakterienflora wieder optimale Lebensbedingungen erhält. Pathogene Keime aber finden keine für ihr Wachstum notwendigen Nährstoffe und können daher nicht gedeihen.

Die ärztliche manuelle Bauchbehandlung (Seite 41) unterstützt die Reinigung des Darmes und in der Folge des gesamten Organismus in idealer Weise. Sie wird vom speziell in Diagnostik und Therapie nach F. X. MAYR ausgebildeten Arzt durchgeführt.

## Schulung

Schulung ist wichtig, vor allem um die Schonung zu erreichen und den Erfolg der Therapie im Alltag zu erhalten.
Die Schulung erfolgt durch die vom Arzt durchgeführte manuelle Bauchbehandlung sowie die Pflege der Esskultur nach F. X. MAYR (siehe Seite 48).

Für die Einhaltung dieser einfachen Grundregeln ist jeder selbst verantwortlich. Die Befolgung dieser Regeln hat entscheidenden Einfluss auf den Erfolg der Behandlung und ist primär unabhängig vom aufgenommenen Lebensmittel. Die weitere Pilzbehandlung wird dann viel einfacher und führt rascher zum gewünschten Erfolg.

## Substitution

Durch die steigenden Belastungen der heutigen Zeit kommt es bei immer mehr Menschen zu einem vermehrten Verbrauch von Vitalstoffen. Gleichzeitig können diese durch die bestehende Ernährung nicht mehr im notwendigen Maß zugeführt werden, sodass Mangelzustände an Vitalstoffen entstehen – eine Pilzerkrankung kann ein Zeichen für solch einen Mangel sein.

*Info*

### Was sind Vitalstoffe?

Vitalstoffe sind Mineralstoffe, Spurenelemente und Vitamine. Sie regulieren den gesamten Organismus und sind für die Gesundheit unerlässlich.

Auch die Behandlung einer Pilzbelastung erfordert den Einsatz von Vitalstoffen. So kann eine effektive Entgiftung nur dann erfolgen, wenn ein Ausgleich des Säure-Basen-Haushalts beispielsweise durch Basenpulver erfolgt. Außerdem werden bei den einzelnen Entgiftungsmaßnahmen verschiedene Vitamine benötigt, die die durch die Pilzbelastung vermehrt vorhandenen „freien Radikale“ abfangen. Hierzu zählen vor allem die Vitamine A, C, E sowie Betacarotin.

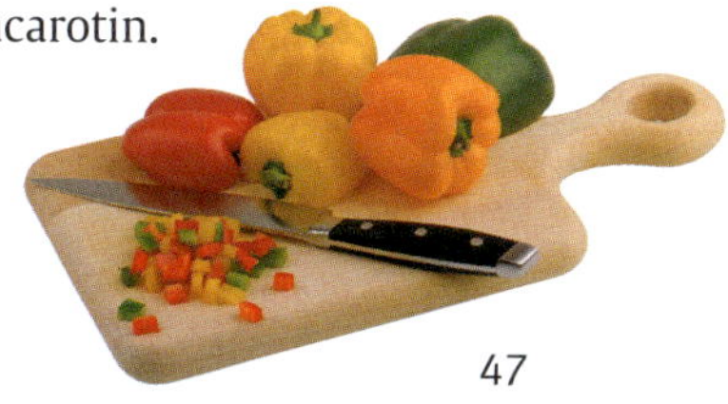

# Pflege der Esskultur nach F. X. MAYR

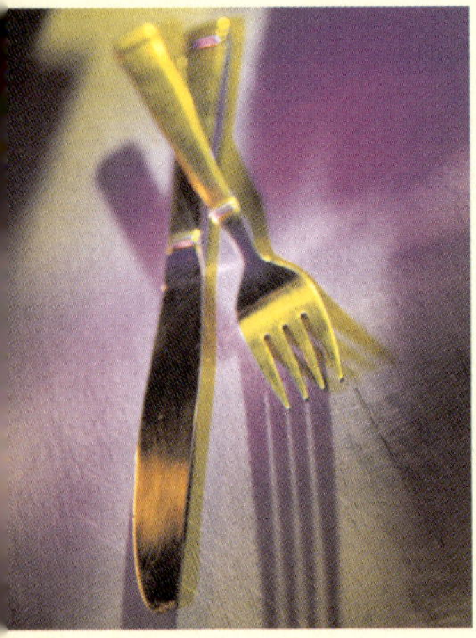

Es kann gar nicht oft genug betont werden, wie wichtig das richtige Essverhalten für die Ernährung ist. Gerade bei Pilzbelastungen ist für die Therapie – auch im Sinne einer Verbesserung der Ernährungssituation für die Zukunft – das Wiedererlernen und Üben dieses richtigen Essens wichtig.

## Nehmen Sie sich Zeit zum Essen

Die „Mahlzeit“ ist eine „heilige Zeit“, bei der Sie sich nicht stören lassen sollten, weder durch Radio, Fernsehen, Zeitung lesen, noch andere „schlechte Nachrichten“, die den Appetit verderben können. Planen Sie den Tagesablauf so, dass genügend Zeit zum Essen vorgesehen ist.

## Gut kauen

Jede Mahlzeit, alles was Sie essen, muss besonders gut gekaut werden. Nur so kann die notwendige mechanische Zerkleinerung der Speisen stattfinden. Die Verdauungssäfte des Mundspeichels wirken einerseits als Starter für die Verdauung selbst und enthalten andererseits bereits ein Enzym, um vor allem die Kohlenhydratverdauung im Mund beginnen zu lassen. Zählen Sie am Anfang mit, kauen Sie jeden Bissen mindestens 30- bis 50-mal, sodass ein flüssiger Speise-Speichelbrei entsteht. Erst dann hinunterschlucken!

## Drei Mahlzeiten pro Tag

Es reichen im Regelfall drei Mahlzeiten völlig aus. Bei Kindern, Rekonvaleszenten oder großem Hunger ist eine leicht bekömmliche Zwischenmahlzeit angebracht.
Entsprechend unserem inneren Rhythmus, bei dem die Verdauungskraft als bestimmender Faktor am Abend am geringsten ist, sollte die Abendmahlzeit die kleinste Mahlzeit sein und außerdem leicht bekömmlich. Vermeiden Sie am Abend schwer verdauliche Speisen wie Rohkost (Salat, Obst und Fruchtsäfte), Vollkornspeisen und dergleichen mehr – übrigens auch unabhängig von der Anti-Pilz-Diät.

## Der richtige Zeitpunkt

Je früher die leicht bekömmliche Abendmahlzeit eingenommen wird, umso besser, denn „der Darm geht mit den Hühnern schlafen“. Essen Sie so viel, dass ein angenehmes Sättigungsgefühl entsteht. Sie sollten nicht hungrig vom Tisch gehen, jedoch das Wechselspiel von Hunger und Sättigung beachten. „Aufhören, wenn es am besten schmeckt“, ist eine alte Volksweisheit, die absolut richtig ist.

Geben Sie Ihrem Organismus auch Zeit, die aufgenommenen Speisen ordentlich zu verdauen. Dazu braucht er im Regelfall vier bis fünf Stunden. Vertrauen Sie Ihrem Körper, dass er sich wieder rechtzeitig, in Form eines Hungergefühls, melden wird.

## Die richtige Menge

Bereiten Sie lieber kleinere Mahlzeiten vor, um sich eventuell etwas nachholen zu können, wenn Sie nichts übrig lassen können.

Nicht nach dem Sprichwort „Lieber den Magen verrenken, als dem Wirt was schenken", sondern ruhig aufhören zu essen, wenn der Organismus das erste Mal ein angenehmes Sättigungsgefühl meldet. Jedes Zuviel und alles was dadurch nicht rechtzeitig und vollständig verdaut wird, fördert über Fehlverdauung ein Pilzwachstum.

## Ausreichend Trinken

Bereits im Alltag ist es wichtig, ausreichend zu trinken. Getränke müssen dem Körper frei verfügbare Flüssigkeit zur Verfügung stellen. Dazu sind in erster Linie Wasser, kurzgebrühte „blonde" Kräutertees sowie Mineralwasser mit wenig Kohlensäure geeignet. Keine Getränke in diesem Sinn sind Bohnenkaffee, Fruchtsäfte, Alkoholika und dergleichen. Für die Pilzbehandlung haben einige Kräutertees besondere Wirksamkeit (siehe Seite 39, Entgiftung).

Außerdem ist für die Dauer der Pilztherapie ein erhöhter Flüssigkeitsbedarf gegeben, um die notwendigen Entgiftungsvorgänge zu unterstützen.

## Ausgewogener Säure-Basen-Haushalt

Eine Ernährung mit dem Ziel eines ausgewogenen Säure-Basen-Haushalts bedeutet, säurespendende Lebensmittel immer mit basenspendenden Lebensmitteln zu kombinieren. Ein völliger Verzicht auf Fleisch, Fisch oder andere säurespendende Lebensmittel ist nicht nötig.

**Sinnvolle Lebensmittelkombinationen für das Säure-Basen-Gleichgewicht:**

| Sauer | Basisch |
|---|---|
| Fleisch/Fisch | Gemüsebrühe |
| Hülsenfrüchte | Gemüsesuppe/ Gemüsesoße |
| Getreidespeisen | Kartoffeln, Gemüse |
| Teigwaren | Gewürzkräuter |
| Topfen (Quark), Käse | Kaltgepresste Pflanzenöle |
| Tierische Fette und Öle | Reifes, heimisches Obst |

Essen Sie zum Beispiel zu Fleisch oder Fisch immer Gemüse – auch in Form von Suppe bzw. Brühe – oder Kartoffeln, nicht jedoch Reis oder Getreide.

Der Anteil von Gemüse am Gericht beträgt dabei zwei Drittel, der Anteil von Fleisch oder Fisch nur ein Drittel. Außerdem sollte nicht täglich Fleisch oder Fisch als Hauptmahlzeit auf dem Tisch stehen.

Nicht nur für die Anti-Pilz-Diät, sondern auch langfristig ist eine Reduktion vor allem von kurzkettigen Kohlenhydraten notwendig.

# Der Säure-Basen-Haushalt

*„Das Säure-Basen-Gleichgewicht ist Voraussetzung für alle Stoffwechselfunktionen. Es ist Basis für alle Lebensvorgänge des Organismus, Grundvoraussetzung zur Erhaltung der Gesundheit und die entscheidende Kraft im Erkrankungsfall wieder rasch zu gesunden." (Dr. med. M. Worlitschek)*

Der Säure-Basen-Haushalt spielt als grundsätzlicher Regulator überall im Organismus eine wichtige Rolle. Ein Missverhältnis hat auch entscheidenden Einfluss bei der Pilzerkrankung.
Für den Verdauungsvorgang im Darm ist ein basisches Milieu notwendig, um die Speisen vollständig und zeitgerecht verdauen zu können. Pilze stören dieses Gleichgewicht im Darm durch alkoholische Gärungsprozesse, wobei neben Alkohol auch Säuren und Gas produziert werden.

Letztlich ist aber überall im Organismus ein basisches Milieu notwendig. Säuren sind aggressiv und zerstören funktionstüchtiges, lebendiges Gewebe.

Im Bereich des Magens kennt jeder – zumindest vom Hörensagen – die Übersäuerung als Entzündung oder sogar als Magengeschwür. Mit den Lebensmitteln haben wir nun die Möglichkeit, den Säure-Basen-Haushalt in beide Richtungen zu beeinflussen.

Saure Lebensmittel verstärken die Säurebelastung, basische Lebensmittel unterstützen die basische Seite. Daher ist es wichtig zu wissen, welche Lebensmittel *sauer* und welche *basisch* sind.

Betrachten wir die heutige durchschnittliche Ernährung, so wird ersichtlich, dass eine „säureüberschüssige" Ernährung vorliegt: Viel Fleisch, Fisch und Käse bringen enorme Säuremengen in den Körper, raffinierte Kohlenhydrate reduzieren darüber hinaus die Basenreserven und schlechte Essgewohnheiten, verlängern die Verweildauer im Verdauungsapparat und führen zur Gärung – insgesamt ideale Bedingungen für ein Pilzwachstum auf der Grundlage einer Übersäuerung. Diesen Kreislauf zu durchbrechen ist unser Anliegen in der Therapie.

## Übersäuerung fördert Pilzerkrankungen

Bei den verschiedenen Stoffwechselvorgängen entstehen immer nur Säuren als Zwischen- oder Endprodukte, nie Basen. Säuren müssen vom Organismus neutralisiert und ausgeschieden werden. Der Organismus ist also auf die Zufuhr von Basen durch die Ernährung beziehungsweise in Form von Nahrungsergänzungsmitteln angewiesen (orthomolekulare Medizin).

GUT ZU WISSEN

## Welche Lebensmittel sind sauer, welche basisch?

### Säurespendende Lebensmittel

Diese Lebensmittel enthalten vor allem nicht metallische Mineralstoffe wie Phosphor, Chlor oder Schwefel in Verbindungen. Dazu gehören

- Tierisches Eiweiß (Fleisch, Fisch und Käse)
- Milchprodukte (Topfen, Quark oder Käse)
- Pflanzliches Eiweiß (Getreide/Hülsenfrüchte)
- Genussmittel (Alkohol, Bohnenkaffee, Nikotin)
- saure und exotische Südfrüchte
- Industriekost und -getränke
- erhitzte Öle und darin Gebratenes

### Gering säurespendend bis neutral

Butter, Naturjogurt, Acidophilusmilch sowie milchsauer Vergorenes.

### Basenspendende Lebensmittel

Diese Lebensmittel enthalten vor allem Kalium, Natrium, Calcium, Magnesium und Eisen als Mineralstoffe.

Dazu gehören praktisch alle

- Gemüsesorten (vor allem die Kartoffel),
- reifes heimisches Obst,
- heimische Gewürze und Wildkräuter,
- Milch und Sahne,
- kaltgepresste Pflanzenöle.

### Achtung: Umkehrwirkung und Basenräuber

Die basenspendenden Lebensmittel, allen voran Rohkost (Salat, Obst, Fruchtsäfte), führen – sofern sie nicht vollständig verstoffwechselt werden – durch Gärung zu einer sauren Stoffwechselsituation. Wir sprechen dann von der „Umkehrwirkung von basischen Lebensmitteln".

Ebenso bewirken raffinierte Kohlenhydrate (Fabrikzucker, Weißmehl und deren Produkte) durch Entzug von Mineralstoffen eine saure Stoffwechselsituation. Daher bezeichnen wir diese industriell hergestellten Lebensmittel als „Basen- oder Mineralstoffräuber".

Ob letztlich durch die aufgenommenen Lebensmittel eine saure oder basische Stoffwechsellage entsteht, entscheiden die Verhältnisse im Organismus, vor allem im Verdauungsapparat. Hier wiederum ist die individuelle Verdauungskraft der entscheidende Parameter (siehe Therapie nach F. X. MAYR).

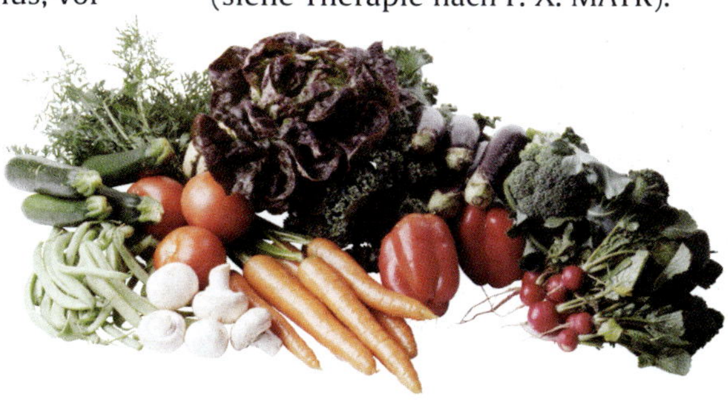

# Vorbeugung einer Pilzinfektion

Ziel einer Pilzbehandlung ist es, den Menschen zu einer Neuorientierung seiner Lebens- und Ernährungsweise zu führen.

Durch keine Maßnahme wird es gelingen, Pilze von ihrem natürlichen, naturgemäßen Platz zu eliminieren. Dass Pilze Krankheitscharakter erlangen können, liegt – sehen wir von intensivmedizinischen Notfallpatienten ab – meist in einer falschen, krank machenden und vor allem nicht der Individualität des Menschen entsprechenden Lebensführung. Dies gilt es zu ändern. Hierzu ist die Pilztherapie der erste einschneidende Schritt!

- Pilze sind, wie mehrfach betont, immer nur Symptom, nie Ursache.

## Ernährung als aktive Gesundheitsvorsorge

*„Wir können uns durch das tägliche Essen krank machen oder auch stark und gesund erhalten.“ (Paracelsus)*

### Schmackhaft und bekömmlich

Durch entsprechende Aufklärung und Information wird die anfängliche Sorge und Frage „Was kann ich dann noch essen?“ rasch beantwortet. Die in diesem Buch beschriebenen Speisen lassen erkennen, dass eine „Diät“ auch schmackhaft und abwechslungsreich sein kann. Überhaupt ist uns dies ein besonderes Anliegen! Wenn nämlich das, was wir an gesunden Speisen empfehlen, nicht mindestens gleich gut schmeckt wie das Bisherige, wird niemand gewillt sein, sich gesund zu ernähren.

Außerdem müssen die Speisen gut bekömmlich sein. Ein Umstand, der in manchen Bereichen ein Umdenken in Auswahl und Zubereitung der Speisen erfordert. Durch geeignete – im Rezeptteil beschriebene – Küchentechnik lassen sich die Speisen schonend, werterhaltend und bekömmlich zubereiten, sodass sie vom Verdauungsapparat auch vollständig verarbeitet werden können.

### Individuelle Ernährung

Unser Anliegen ist es, dass jeder erkennt, wo seine Grenzen in der eigenen Leistungsfähigkeit des Verdauungsapparates sind. Der eigene Körper bestimmt nämlich durch die Verarbeitung der Lebensmittel, ob und wie sie in uns wirken. Jeder Mensch hat beispielsweise sein eigenes Eiweiß und toleriert nur dieses; andere Eiweißstrukturen werden durch unser Immunsystem erkannt und abgewehrt. Grundsätzlich ist es richtig, dass wir möglichst natürliche beziehungsweise naturbelassene Lebensmittel zu uns nehmen sollen. Aber – und dies ist besonders wichtig – wir müssen sie so verarbeiten können, dass diese Lebensmittel uns auch zugute kommen können! Lebensmittel sollen nicht nur Nährstoffe bringen, sondern auch „lebendig" sein. Die Aufgabe des Verdauungsapparates ist es nun, sie dieser „Lebendigkeit" (entspricht der Individualität des Lebensmittels) zu entkleiden, damit unser menschlicher Organismus sich davon ernähren kann.

## Beachten der Körperrhythmen

Ist der Verdauungsapparat aufgrund vorübergehender Leistungsminderung (tageszeitliche Schwankungen), gesundheitlicher Belastung (Rekonvaleszenz) oder Überforderung durch ein Überangebot an Nahrungsmitteln nicht in der Lage, die Nahrungsmittel vollständig und somit ordnungsgemäß zu verdauen, so wird das Zuviel durch Gärung oder Fäulnisprozesse abgebaut. Damit ist der Beginn einer intestinalen Autointoxikation gegeben, auf deren Boden sich leicht eine Pilzerkrankung entwickeln kann.

Mit Beginn einer Pilztherapie wird auch der Tagesablauf neu oder zumindest anders strukturiert. Dadurch werden die tageszeitlichen und individuellen Leistungsunterschiede berücksichtigt. Durch diese Rhythmen wird nämlich ein Großteil der Regulationsvorgänge unseres Organismus gesteuert. Diese Regulationsvorgänge haben auch entscheidenden Einfluss auf die Gesunderhaltung unseres Körpers, nicht nur im physischen, sondern auch im geistig-seelischen Bereich.

## Entgiftung und Regeneration

Vor allem auch die Reinigung, Entgiftungs- und Regenerationsvorgänge unterliegen diesen Rhythmen und unterstützen dabei das Immunsystem, das bei Pilzbelastungen entscheidend mit einbezogen ist.

- Durch regelmäßiges Entgiften verhindert man, dass zuviel Stoffwechselschlacken im Körper liegen bleiben und die Abwehrmechanismen blockieren.

Regelmäßiges Fasten (in individuell abgestufter Form) ist unabdingbare Notwendigkeit für die Gesunderhaltung.

Bis vor wenigen Jahren oder Jahrzehnten war dies auch noch eine absolute Selbstverständlichkeit. Auch wenn das Fasten kirchlich geboten war, hatte es hervorragende gesunderhaltende Wirkung für jedermann. Seit dem Wegfall dieser natürlichen Reinigungsfunktion des Stoffwechsels können wir eine deutliche Zunahme von Erkrankungen registrieren, die mit einer Verschlackung einhergehen. Der menschliche Organismus wird mehr und mehr zu einem Zwischen- und Endlager verbrauchter Stoffe, die den Körper nicht mehr verlassen können.

## Lebensmittelauswahl

Bei der Auswahl der Lebensmittel werden neben den individuellen Verträglichkeiten selbstverständlich die Vorlieben jedes Einzelnen berücksichtigt. Naturbelassene, biologisch wertvolle Lebensmittel und solche aus artgerechter Tierhaltung werden bevorzugt. Anstelle von häufigem Genuss von tierischem Eiweiß (Fleisch, Fisch und Käse) werden öfter Getreidespeisen gegessen, wobei feinst gemahlenes Getreide möglichst frisch verarbeitet werden sollte. Fleisch und Fisch wird immer mit Gemüse beziehungsweise Kartoffeln kombiniert. Hochwertige kaltgepresste Pflanzenöle werden anstelle von tierischen Fetten beziehungsweise Billigspeiseölen verwendet (siehe auch Säure-Basen-Haushalt, Seite 50).

Wenn wir im Zuge einer Pilztherapie die Zusammenhänge verständlich machen, fällt der zeitweilige Verzicht auf einzelne Lebensmittel nicht mehr schwer. Die langfristige Abkehr von raffinierten Kohlenhydraten (Zucker, Weißmehl) wird durch die entsprechende Information fast zur Selbstverständlichkeit. Durch die Pilztherapie erlangt der Organismus eine natürliche Sensibilität für Dinge, die ihm gut tun beziehungsweise ihn schwächen. So erkennt der Patient rasch die Problematik des raffinierten Zuckers und seine Auswirkungen auf den Organismus körperlich und seelisch. Er lernt in der Folge, sich das Leben durch andere Dinge zu versüßen.

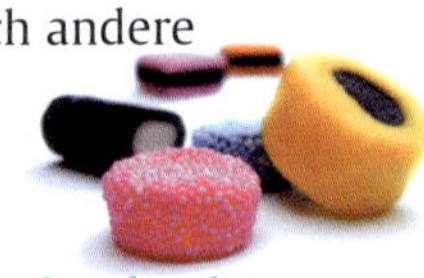

## Kleine Ausrutscher sind erlaubt

Fanatismus mit einer Fülle von Verboten ist bei der Ernährung fehl am Platz. Der Organismus hat im Normalfall eine Reihe von Kompensationsmechanismen. Diese wieder zu stärken ist Ziel der Behandlung. Wenn im Anschluss an eine abgeschlossene Pilztherapie die beschriebenen Grundsätze von Esskultur und Auswahl der Lebensmittel Anwendung finden, so ist durchaus ein „Ausrutscher" vertretbar. Dann aber mit Genuss und nicht mit schlechtem Gewissen und Vorwürfen, etwas Falsches getan zu haben. Von einmaligem „süßen Genuss" wächst noch kein Pilz. Auch hier ist es erst das „Zu viel" und „Zu oft“, das den Boden für Pilze bereitet. Der mit diesen Informationen in die Eigenverantwortung entlassene „Pilzpatient“ wird sein Leben derart gestalten, dass es zu keiner wiederholten Erkrankung kommt!

### Pflege der Esskultur

Nicht nur belastende Lebensmittel und einseitige Ernährung führen zu gesundheitlichen Schäden, sondern auch Gewohnheiten und eine mangelnde Esskultur (siehe Seite 48). Diese sind für die Entwicklung chronischer Erkrankungen sogar höher zu bewerten als alle anderen Faktoren.

- Die Pflege der Esskultur steht an oberster Stelle der gesunderhaltenden Maßnahmen!

## Allgemeine Maßnahmen zur Gesunderhaltung

Neben der Ernährung gibt es noch viele weitere Faktoren, die Einfluss auf die Gesundheit haben.

### Immunsystem stärken

Eine besondere Rolle spielt das Immunsystem. Auch hier ist wieder die Ernährung zu nennen, die die notwendigen Mineralstoffe, Spurenelemente und Vitamine für die Immunfunktion liefert. Vielfach wird es mit der Ernährung alleine aber nicht mehr gelingen, alle notwendigen Stoffe zuzuführen, sodass eine medikamentöse Supplementierung (orthomolekulare Medizin) erfolgen muss. Mineralstoffe, Spurenelemente und Vitamine werden vom erfahrenen Arzt, entsprechend vorher durchgeführten Tests (Laboruntersuchung, AK-Test) individuell verabreicht.

Die Abwehrfunktionen werden unterstützt durch einfache, für jeden leicht durchzuführende Maßnahmen wie vernünftige Bewegung (nicht sportiver Freizeitstress!), Sauna, Kneippen usw.

Zusätzlich können vom behandelnden Arzt naturheilkundliche Therapiemaßnahmen angewendet werden, wie sie ab Seite 42 beschrieben wurden.

### Hygienemaßnahmen

Hygienische Maßnahmen gehören sowohl zur Behandlung einer Pilzerkrankung als auch zur Prophylaxe vor Reinfektionen. Dies betrifft nicht nur die tägliche Körperpflege, sondern auch die Intimpflege (auch des Partners) sowie den Mund- und Zahnbereich. Gerade der Zahnbereich erfordert intensive Reinigung und Pflege, nicht nur aus

Gründen eines möglichen Pilzbefalls. Allerdings sollte bei Pilzbefall die Zahnbürste öfter gewechselt werden. Prothesenträger achten darauf, dass die Reinigungslösung auch gegen Pilze wirken muss. Ölziehen kann über einen längeren Zeitraum die Reinigungs- und Entgiftungsfunktionen unterstützen.

## Schwermetalle und andere Schadstoffe reduzieren

Schwermetalle, allen voran Quecksilber, Blei und Cadmium, belasten unter anderem das Immunsystem, den Säure-Basen-Haushalt, die Darmflora sowie die hormonelle Balance. Sie stellen einen der wichtigsten Belastungsfaktoren dar, die den Boden für eine Pilzbelastung bereiten. Im Zuge einer Pilztherapie muss daher immer eine eventuell vorhandene Schwermetallbelastung erkannt und behandelt werden. Zusätzlich sind Pilze Speicher für Schwermetalle, allem voran Quecksilber

- Es ist durchaus denkbar, dass einige „Pilzsymptome“ Symptome begleitender Schwermetallbelastungen sind!

Bei Verdacht auf Schwermetallbelastungen gilt allgemein folgendes Vorgehen:

- Messen der Körperdepots,
- Ausschwemmen,
- Mineralstoffsubstitution.

**Quecksilber** ist Bestandteil von Amalgamfüllungen, die bei kariösen Zahndefekten verwendet werden. Es wird durch ständigen Abrieb beim Kauen in den Körper aufgenommen und blockiert so viele Körperfunktionen. Daher steigt auch der Quecksilbergehalt im Organismus mit Anzahl der Amalgamfüllungen.

*Wichtig*

### Quecksilberbelastung reduzieren

Bei Quecksilberbelastungen sollte im Idealfall einerseits die Entfernung der Amalgamfüllungen aus dem Zahnbereich erfolgen sowie andererseits eine Ausschwemmung aus den Körperdepots. Diese erfolgt mit so genannten Chelatbildnern, welche Quecksilber und andere Schwermetalle binden und ausscheiden. Gleichzeitig werden notwendige Mineralstoffe, allen voran Zink und Selen, dem Körper zugeführt. Alte bestehende Zahndefekte werden mit individuell verträglichen Materialien versorgt. Langfristig ist eine Mund- und Zahnhygiene anzustreben, bei der keine Karies entstehen kann.

**Blei** ist leider durch die industrielle Nutzung zu einem überall vorkommenden Umweltgift geworden. Bis vor wenigen Jahren wurde es noch als Beimengung in Kraftstoffen verwendet, außerdem als Rohmaterial für Wasserleitungsrohre, Farben, Düngemittel, Schädlingsbekämpfungsmittel usw. So gelangt es auch heute noch über die Atmungs- und Nahrungskette in den menschlichen Organismus. Kinder sind durch die höhere Aufnahme in die Lunge mehr gefährdet als Erwachsene. Bleibelastungen wirken sich ähnlich aus wie die von Quecksilber, hinzu kommt die Anreicherung in den Knochen.

**Cadmium** finden wir vor allem im Zigarettenrauch, aber auch in Farben, Düngemitteln und Batterien. Auch beim Cadmium steht die Blockierung von Stoffwechselvorgängen im Vordergrund, die zu umfangreichen Beschwerden führen kann.

In der heutigen Zeit sind wir vielen zusätzlichen Umweltbelastungen ausgesetzt wie Schadstoffen in der Luft, Chemikalien in Putzmitteln, Kosmetika und Waschmitteln, Wohngiften wie Holzschutzmittel, Formaldehyd und Kleber, Pestiziden in Gemüse, Getreide, Obst, Salat und Tee und diversen Zusatzstoffen in Lebensmitteln.

Daher ist es wichtig, die Lebensmittel als Grundlage einer gesunden Ernährung möglichst naturbelassen und unbehandelt – aus biologischem Anbau und artgerechter Tierhaltung – zu sich zu nehmen!

## Psychische Faktoren beachten

Psychische Faktoren können an der Entstehung jeder Erkrankung, so auch bei der Pilzerkrankung, mitbeteiligt sein. Vor allem, wenn emotionaler Stress länger anhält, kann er zum entscheidenden Faktor werden.

Wir wissen heute um die unmittelbare Beeinflussbarkeit des Immunsystems durch die Psyche. Sprichwörter, wie „Ich bin sauer“, oder „Ich habe die Nase voll“ beziehungsweise „Ich kann den/die nicht mehr riechen!“ drücken körperliche Beschwerden durch emotionalen Stress aus.

Und noch ein Faktor ist hier zu erwähnen: In der Natur wachsen Pilze auf absterbendem Material. Ihre Aufgabe ist es, absterbendes beziehungsweise abgestorbenes organisches Gewebe abzubauen, damit neues Leben entstehen kann. Wir sollten daher versuchen, emotional Absterbendes und Abstumpfendes in allen Bereichen des Lebens zu vermeiden, auch wenn es oft nicht leicht fällt. Der Patient muss sich seinem psychischen Problem stellen und ein positives Denken entwickeln.

- Die Mykose ist ein Aufruf zur Lebensveränderung: weg vom Degenerierten, Absterbenden, hin zum aktiv positiven Denken unter Berücksichtigung einer naturgemäßen Individualität.

# Ihre persönliche Anti-Pilz-Diät

Die Anti-Pilz-Diät erfolgt nach einem 3-Stufen-Plan.

Da Pilze kurzkettige Kohlenhydrate (= Zucker) verstoffwechseln, ist es das oberste Ziel der Anti-Pilz-Diät, kurzkettige Kohlenhydrate aus Getreide und Obst zu vermeiden. Daher wird in der 1. Diätstufe vollständig auf kurzkettige Kohlenhydrate verzichtet.

Jede Diätstufe wird normalerweise sieben bis zehn Tage durchgeführt. Dabei werden schrittweise wieder Kohlenhydrate in die Ernährung aufgenommen. Wann der Wechsel zur nächsten Diätstufe erfolgt, entscheidet der behandelnde Arzt nach individuellem Therapiefortschritt.

Da bei einer Pilzbelastung immer auch einzelne oder mehrere Lebensmittel im Sinne einer Unverträglichkeit beteiligt sind, gilt es, diese herauszufinden (AK-Test) und während der Diät ebenfalls zu meiden (zum Beispiel Kuhmilchprodukte, Weizen, Hefe). Meist ist es sogar notwendig, einzelne unverträgliche Lebensmittel länger vom Speiseplan zu nehmen, als es für die Durchführung der Anti-Pilz-Diät erforderlich ist.

- Individuelle Lebensmittelunverträglichkeiten müssen erkannt und berücksichtigt werden.

Nach erfolgreicher Diät und Therapie werden oft diese anfänglich unverträglichen Lebensmittel – wenn auch nach unterschiedlich langer individueller Karenz – wieder gut vertragen.

## Praktische Durchführung

- Grundsätzlich empfehlen wir Gemüse aus biologischem Anbau und Fleisch sowie Fisch aus artgerechter Tierhaltung.

### Küchentechnik

Schonende Garmethoden wie Dünsten oder Dämpfen, Braten in Folie und das Binden von Suppen und Soßen mit Gemüse werden bevorzugt und im Rezeptteil beschrieben.

Da bei Pilzbelastung häufig auch Hefe, Kuhmilchprodukte und Weizen unverträglich sind, finden Sie hauptsächlich Rezepte ohne diese Lebensmittel.

Kuhmilchprodukte werden dabei durch Schafmilchprodukte und, bei Verträglichkeit, Sojamilch ersetzt. Statt Butter wird die Pflanzenmargarine Alsan-S verwendet. Wenn keine Unverträglichkeiten auftreten, kann bei allen Rezepten Sahne statt Schafsmilch und Butter statt Alsan-S verwendet werden.

## Pflege der Esskultur

Die individuelle Anti-Pilz-Diät richtet sich nach den Grundsätzen einer Therapie nach F. X. MAYR (siehe auch Seite 45). Wenn Sie diese Grundsätze beachten, vermeiden Sie eine Überforderung Ihres Verdauungsapparates sowie Fehlverdauung und damit verbundene Übersäuerung:

- Essen Sie in Ruhe und vermeiden Sie negativen Stress bei der Nahrungsaufnahme.
- Kauen Sie gut und speicheln Sie die Nahrung gut ein.
- Achten Sie auf die Tageszeiten und essen Sie nicht zu spät.
- Überfordern Sie Ihre Verdauung nicht durch zu große Mengen.
- Essen Sie basenspendende Lebensmittel, am besten täglich Gemüse.
- Reduzieren Sie den Anteil säurespendender Speisen, indem Sie nur jeden zweiten oder dritten Tag Fleisch, Fisch oder Käse essen.

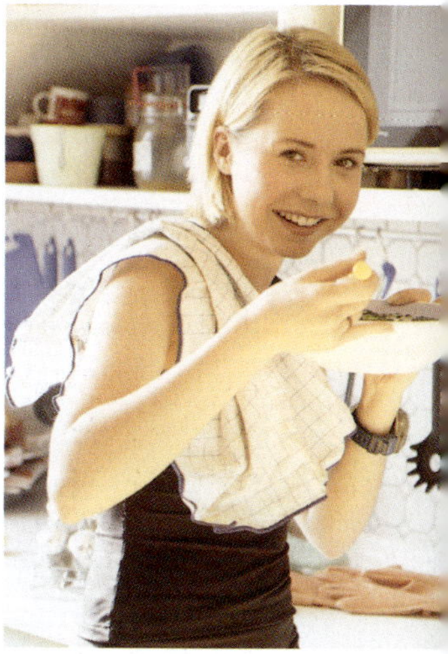

Kombinieren Sie säurespendende Lebensmittel mit basenspendenden im Verhältnis 1:2. Jede Mahlzeit enthält dann nur ein Drittel Fleisch oder Fisch und zwei Drittel basische Lebensmittel wie Gemüse oder Kartoffeln. Achten Sie auf säurespendende Beilagen wie Nudeln, Spätzle oder Reis – sie eignen sich nicht als Beilage zu Fleisch oder Fisch.
- Verwenden Sie kaltgepresste Pflanzenöle in ausreichender Menge. Diese Öle dürfen nicht erhitzt werden. Man gibt sie vor dem Anrichten über das Gemüse, die Kartoffeln oder in die Basensuppe und zu Salaten oder Aufstrichen (siehe Rezeptteil).
- Rohkost wird erst in der letzten Diätstufe und nur bis zum Mittag verzehrt. Rohkost in Form von Salat, Obst oder Fruchtsäften verursacht abends unweigerlich Gärung mit Bildung von Säuren, Alkohol und Gas.
- Reifes heimisches Obst in individuell gut verträglicher Zubereitung ist erst zuletzt – praktisch beim Übergang zur normalen Alltagskost – möglich.

# Der 3-Stufen-Plan

## Stufe 1 – Monotonie als entscheidender Heilfaktor

Der Verdauungsapparat wird am intensivsten geschont, wenn immer die gleichen Lebensmittel gegessen werden. Dadurch ist eine rasche Regeneration möglich.

### Sehr empfehlenswerte Nahrungsmittel

- Wasser, kohlensäurearmes Mineralwasser
- verschiedene Kräutertees, Basenbrühe – Gemüsebrühe
- Schafsjogurt, milder Schafsquark und Schafskäse, Tofu
- Schafsmilch, Stutenmilch oder Ziegenmilch, ungesüßte Hafer- oder Reismilch
- ungezuckerte Sojamilch, sofern verträglich
- Kartoffel, Karotte, Aubergine, Zucchini, Pastinake, Petersilienwurzel, Fenchelknolle, Kürbis, Spinat, Champignon, rote und gelbe Rübe, Tomate (bescheiden), Avocado
- Sonnenblumenkerne, Mandeln
- alle frischen Kräuter wie Thymian, Rosmarin, Majoran, Basilikum (auch in Öl eingelegt), Meersalz oder Steinsalz, Zimt
- Eier, mageres Kalb oder Geflügel, Rinderschinken, Lammfleisch, magere Salz- und Süßwasserfische
- Jede Form von kaltgepressten Ölen (vorzugsweise Leinöl)

Bei Milchunverträglichkeit Verzicht auf Kuhmilchprodukte. Stattdessen Alsan-S-Pflanzenmargarine oder andere ungehärtete Vollölmargarine verwenden.

Wenn vom Arzt keine Milchunverträglichkeit festgestellt wurde, kann in den Rezepten statt Alsan-S-Margarine und Schafsmilch Butter und Sahne verwendet werden.

### In Stufe 1 unbedingt meiden

- Brot und Gebäck, Getreideprodukte, Weißmehl, Stärke, Grieß
- Salate und Rohkost in jeder Form
- Konservenprodukte
- jede Form von Obst und Obstsäften, Zitronen, Früchte, Trockenfrüchte, Marmeladen
- Zucker in jeder Form, Ahornsirup, Obstdicksäfte, Traubenzucker, Honig, Süßungsmittel jeder Art
- Wein, Bier, Spirituosen, Limonaden, Colagetränke, Milchmixgetränke
- Kartoffelfertigprodukte, Fertigsuppen
- Ketchup und Sojasoße mit Zuckerzusatz, Balsamicoessig
- Schweinefleisch und alle Produkte davon

## Stufe 2 – Rotation von Getreide, eine Getreidemahlzeit pro Tag

In Stufe 2 wird wieder mit Getreidespeisen begonnen. Hierbei ist es wichtig, dass nicht immer das Gleiche gegessen wird, um einen Gewöhnungseffekt zu vermeiden. Rotationsweise gibt es daher einen Kartoffeltag, Hirsetag, Maistag, Buchweizentag und Reistag (siehe Rezeptteil).

### Sehr empfehlenswerte Nahrungsmittel

Es gelten die in der Stufe 1 empfohlenen Nahrungsmittel.

### In Stufe 2 zusätzlich erlaubt

- Dinkelgetreide zum Frühstück (Fladen oder Sauerteigbrot)
- Hirse, Quinoa, Buchweizen, Reis, Mais (bei guter Verträglichkeit)
- Zwiebeln, Knoblauch, Lauch, Bärlauch, Artischocke, Spargel, alle Pilze wie Steinpilze, Pfifferlinge, Morcheln, Shitaki, Austernpilze
- Wildfleisch, Rindfleisch, milde Käsesorten

### In Stufe 2 unbedingt meiden

Siehe Stufe 1

## Stufe 3 – Rotation, zwei Getreidemahlzeiten pro Tag

Die Auswahl der Speisen wird wieder etwas anspruchsvoller und fordert mehr Verdauungsleistung. Langsamer Beginn von Rohkost in Form von Salaten zu Mittag und nur bei guter Verträglichkeit.

### Sehr empfehlenswerte Nahrungsmittel

Siehe empfehlenswerte und zusätzlich erlaubte Nahrungsmittel in Stufe 2.

### In Stufe 3 zusätzlich erlaubt

- Leichte Blattsalate
- Jogurtdressing (wenn verträglich), Apfelessig
- Gurke, Paprikaschote, Radieschen, Rettich, alle Kohlgemüsesorten (Wirsing, Kohl, Kraut, Brokkoli, Blumenkohl), Hülsenfrüchte
- Dinkel, Hafer, Gerste, Roggen beziehungsweise daraus gefertigte Speisen (Vollwertnudeln)
- Nüsse

### In Stufe 3 unbedingt meiden

Siehe Stufe 1

## Übergang zur Normalkost

Hierfür finden Sie weitere Gerichte im Rezeptteil, die nach den gleichen Richtlinien ausgewählt und zubereitet werden, aber bereits anspruchsvoller für Ihren Verdauungsapparat sind. Rohkost kommt wieder auf den Tisch, sowohl zum Frühstück als auch zum Dessert. Achten Sie jedoch nach wie vor auf Bekömmlichkeit und Verträglichkeit.

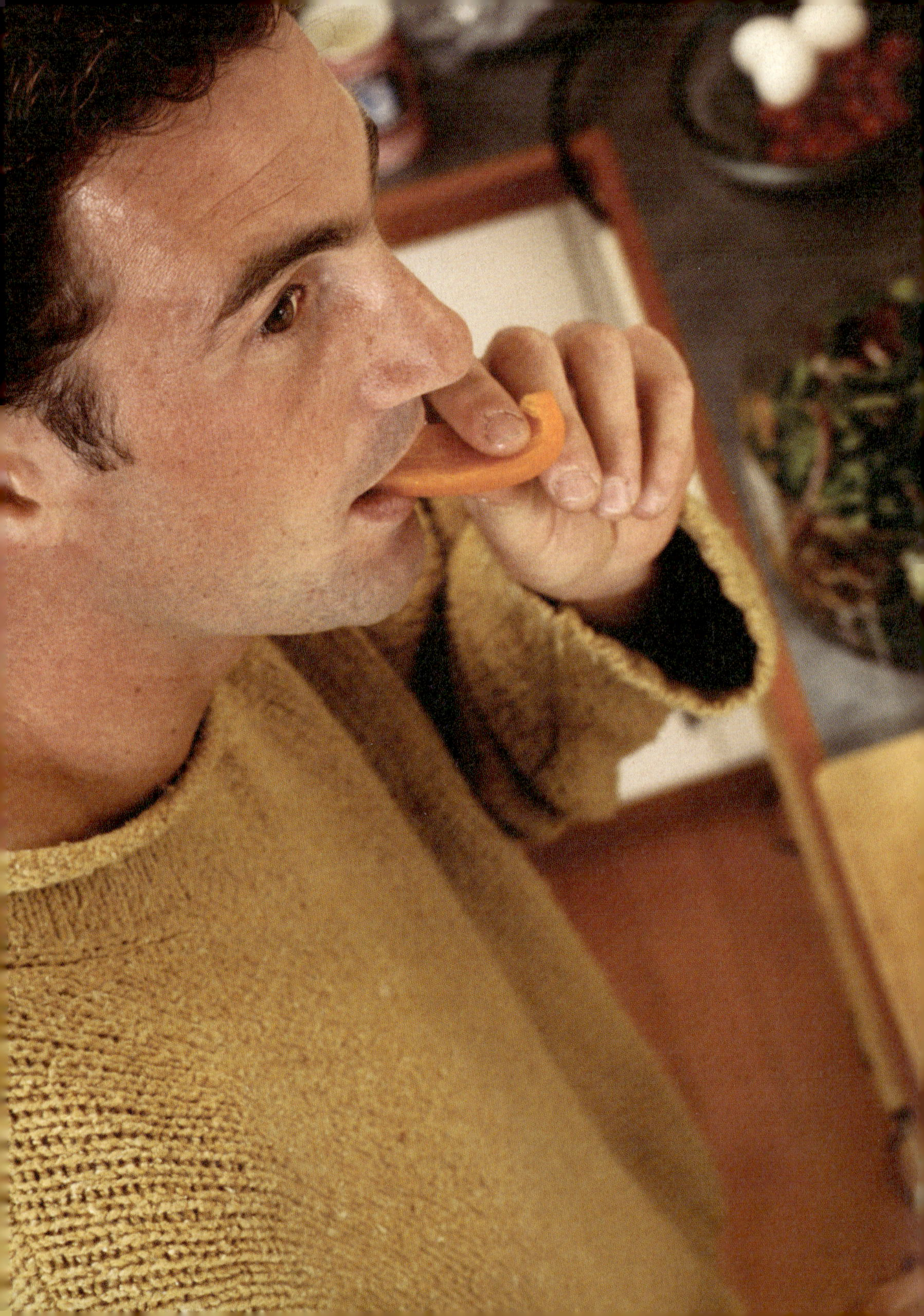

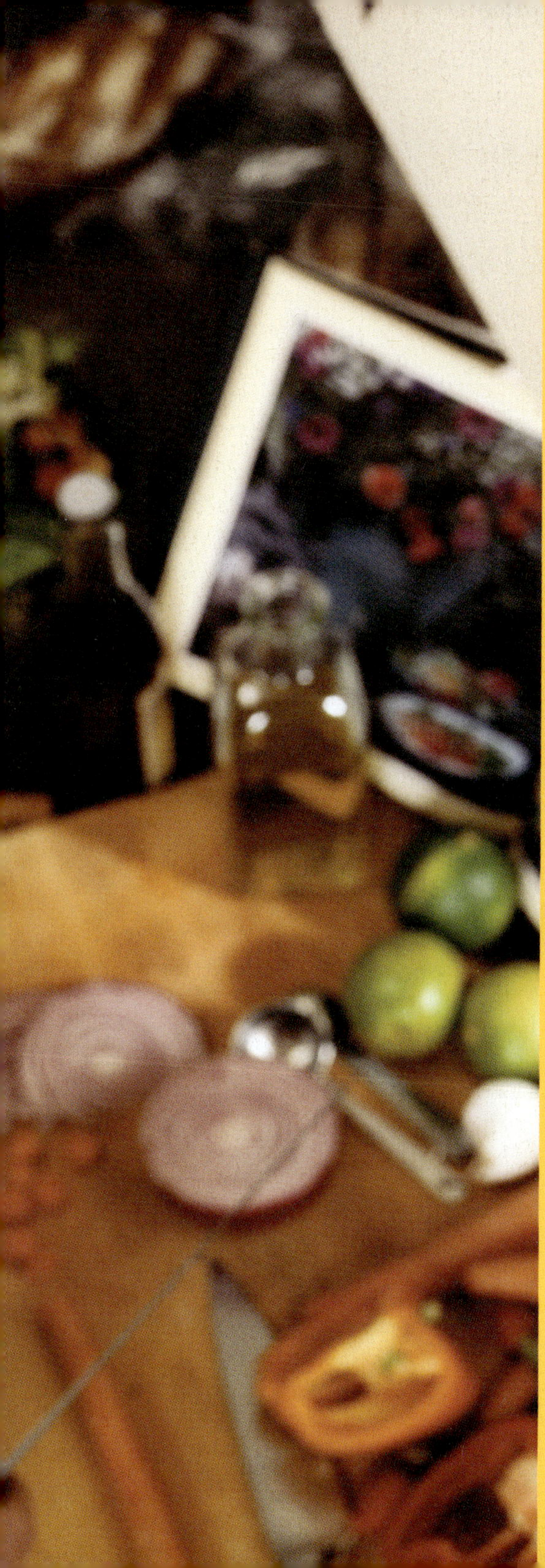

# Die Anti-Pilz-Diät

Die Anti-Pilz-Diät wird in drei Stufen durchgeführt. Für jede Stufe stellen wir Ihnen leckere Rezepte vor, die Sie ohne großen Aufwand nachkochen können.
Einige Gerichte, die eine etwas höhere Verdauungsleistung erfordern, eignen sich besonders gut für den Übergang zur „normalen" Kost. Zur Vorbeugung können Sie selbstverständlich auch alle Diätgerichte in Ihren Alltagsspeiseplan integrieren.

# Anti-Pilz-Diät – Stufe 1

## Vorschläge für den Speiseplan

Das wichtigste Grundnahrungsmittel in der Stufe 1 ist die Kartoffel mit ihren leicht verdaulichen Kohlenhydraten. Sie wird mit verschiedenen Gemüsen kombiniert.

*Info*

### Bei Kartoffeln nur das Beste!

Kartoffeln sollten von bester Qualität und aus biologischem Anbau stammen. Eine raue Schalenhaut lässt erkennen, ob es sich um mehlige Kartoffeln handelt. Diese sollten immer – gut gebürstet – mit der Schale im Kocheinsatz gedämpft werden. Danach erst pellen und in dicke Scheiben schneiden.

### Frühstück

- Eieromelett mit Frischkräutern
- Frisch gedämpfte Pellkartoffeln mit Aufstrichen

Als Frühstücksgetränk gibt es verschiedene Kräutertees, die nicht gesüßt werden. Vorschläge finden Sie in dem nachfolgenden Muster-Speiseplan.

### Mittagessen

Empfehlenswert sind die Basensuppen (siehe Seite 71) und die Gemüsegerichte mit Kartoffeln (Rezepte ab Seite 76). Zweimal pro Woche kann Fisch, mageres Huhn oder Kalb gegessen werden (siehe Seite 80).

Alle genannten Gerichte können untereinander beliebig gewählt oder ausgetauscht werden.

*Hinweis*

### Alternativen sind möglich

Statt der in den Rezepten angegebenen Schafs- oder Sojamilch kann auch ungezuckerte Reis- oder Hafermilch verwendet werden. Diese ist im Reformhaus erhältlich.
Statt Alsan-S-Margarine kann man auch jede andere – möglichst ungehärtete – Vollöl-Pflanzenmargarine verwenden, die ebenfalls im Reformhaus erhältlich ist.
Eier kann man – falls nötig – ebenfalls ersetzen; darauf wird in den jeweiligen Rezepten hingewiesen.

## Abendessen

Das Abendessen sollte bescheiden sein! Zur Auswahl stehen sämtliche Basen- bzw. Gemüsesuppen und die Aufstriche mit Pellkartoffelscheiben.

## Getränke

Als Getränk werden das Basengetränk und die Fenchel-Basenbrühe (siehe Seite 71) sowie die verschiedenen Kräutertees empfohlen. Auf ausreichendes Trinken achten.

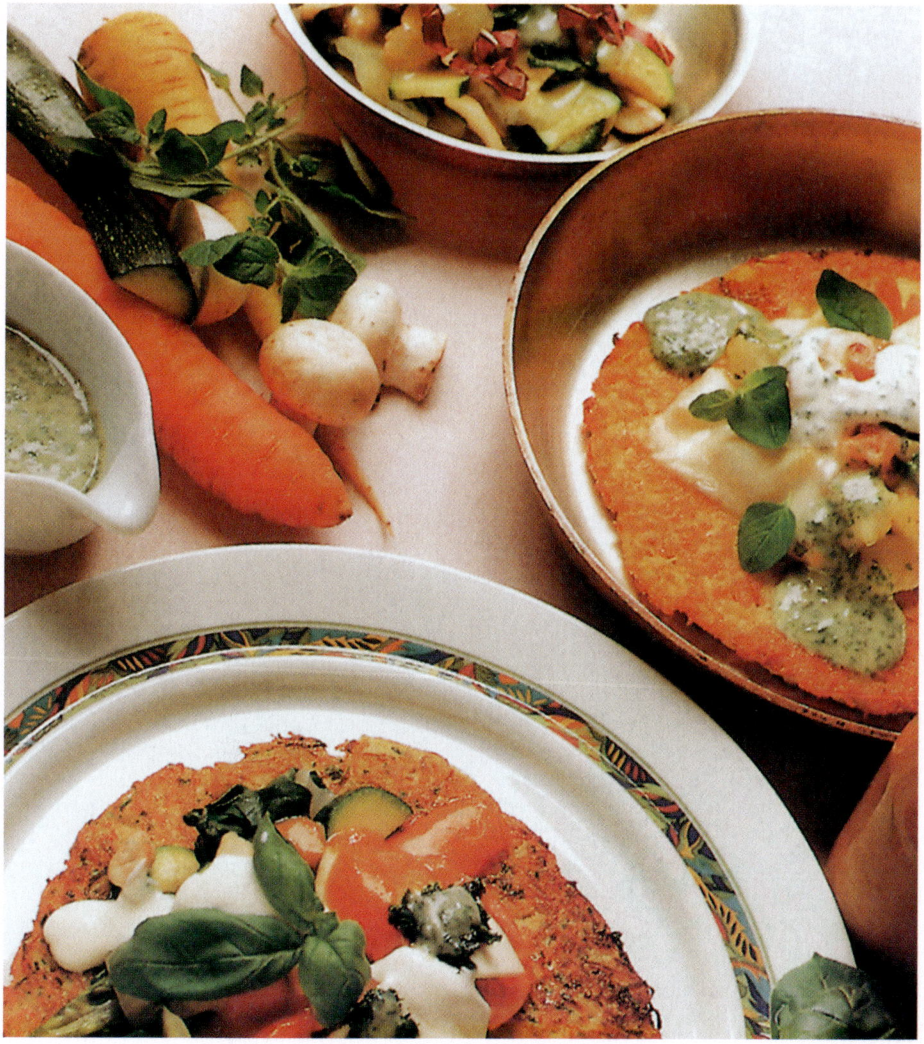

| | Frühstück | Mittagessen | Abendessen |
|---|---|---|---|
| 1. Tag | 1 Kanne Anserinen- oder Zinnkraut-Kräutertee<br>Scheiben einer warmen mittleren Pellkartoffel<br>Schafsquarkaufstrich | Kartoffelsuppe<br>Zucchini mit Kartoffeln | 1 Kanne Anserinen-Kräutertee<br>Scheiben von warmen Pellkartoffeln mit Schafsquarkaufstrich |
| 2. Tag | 1 Kanne Fenchel- oder Thymian-Kräutertee<br>Scheiben einer warmen mittleren Pellkartoffel<br>Tofu-Karottenaufstrich | Fenchel-Basen-suppe<br>Tofuschnitzel mit Karotten | 1 Kanne Fenchel-Kräutertee oder Efeu-Tee<br>Scheiben von warmen Pellkartoffeln mit Tofu-Karottenaufstrich |
| 3. Tag | 1 Kanne Melissen- oder Blutwurz-Kräutertee<br>Scheiben einer warmen mittleren Pellkartoffel<br>Sesamaufstrich | Selleriesuppe<br>Fenchel mit Kartoffeln | Melissen- oder Eberwurz-Kräutertee<br>Scheiben von warmen Pellkartoffeln mit Sesamaufstrich |
| 4. Tag | 1 Kanne Johanniskraut- oder Citronella-Tee<br>Scheiben einer warmen mittleren Pellkartoffel<br>Avocadoaufstrich | Kürbissuppe<br>gegrilltes Zander-filet mit Gemüse-nudeln | 1 Kanne Johanniskraut- oder Sanikelwurz-Tee<br>Scheiben von warmen Pellkartoffeln mit Avocadoaufstrich |
| 5. Tag | 1 Kanne Honigklee- oder Angelika-Tee<br>Scheiben einer warmen mittleren Pellkartoffel<br>Forellenaufstrich | Rote-Rüben-Suppe<br>gebratene Auberginen-scheiben mit Basilikum | 1 Kanne Honigklee- oder Lapacho-Tee<br>Scheiben von warmen Pellkartoffeln mit Forellenaufstrich |
| 6. Tag | 1 Kanne Schafgarben- oder Efeu-Tee<br>Scheiben einer warmen mittleren Pellkartoffel<br>Mandelaufstrich | Kürbissuppe<br>Kartoffelstock mit Karotten | 1 Kanne Schafgarben- oder Seifenrinden-Tee<br>Scheiben von warmen Pellkartoffeln mit Mandelaufstrich |
| 7. Tag | 1 Kanne Käsepappel- oder Zinnkraut-Tee<br>Scheiben einer warmen mittleren Pellkartoffel<br>Schafsquarkaufstrich | Karottensuppe<br>Pellkartoffeln mit Alsan-S-Margarine | 1 Kanne Käsepappel-Kräutertee oder Angelika-Tee<br>Scheiben einer mittleren Pellkartoffel mit Schafsquarkaufstrich |

# Rezepte für Stufe 1

## Frühstück

### Eieromelett mit Thymian und Gemüsewürfelchen

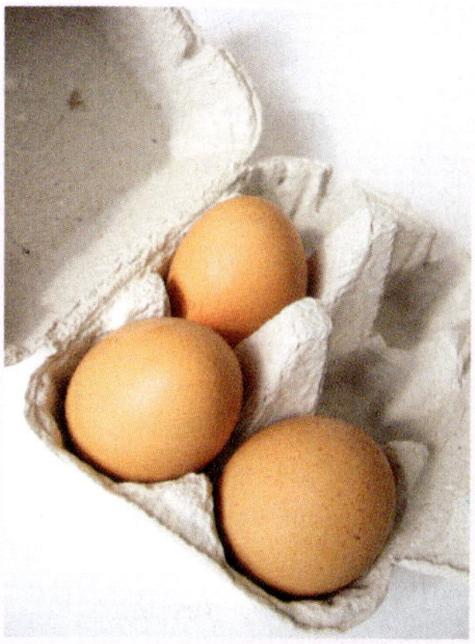

Zutaten (2 Portionen)
**4 Freilandeier (oder 8 Wachteleier) · 10 g Alsan-S-Margarine · 50 g klein geschnittene und gedämpfte Gemüsewürfelchen · 1 Zweig frischer Thymianblättchen, abgezupft · Meersalz oder Steinsalz · 4 EL Schafs- oder Sojamilch**

- Die Eier mit Schafs- oder Sojamilch, Salz und frischem Thymian verrühren. Margarine in einer Pfanne schmelzen lassen.
- Die Eier und die Gemüsewürfelchen dazugeben und alles verrühren.
- Wie ein Omelett zusammenschlagen.

### Frühstücksrührei

Zutaten (1 Portion)
**1 Hühnerei oder 2 Wachteleier · 2 EL Schafs- oder Sojamilch · 5 g Alsan-S-Margarine · frische Kräuter · 20 g Schafskäse oder 20 g Rinderschinken**

- Hühnerei oder Wachteleier mit Schafs- oder Sojamilch verrühren.
- In eine Pfanne mit 5 g Alsan-S-Margarine einlaufen lassen.
- Verrühren und stocken lassen.
- Als Einlage: frisch gehackte Kräuter, 20 g Schafskäse oder 20 g Rinderschinken.

*Hinweis*
Da auch Hühnereier manchmal zu Unverträglichkeiten führen können, wird bei den folgenden Rezepten angegeben, wodurch man sie eventuell ersetzen kann.

# Leckere Aufstriche

## Schafsquarkaufstrich – Variante 1

### Zutaten (4 Portionen)

**250 g Schafsquark · 6 EL Schafs- oder Sojamilch · 2 EL kaltgepresstes Sonnenblumenöl · 1 TL Kümmel, gemahlen · 1 TL frische Thymianblätter · Meersalz**

- Den Schafsquark mit der Gabel zerdrücken.
- In einer Schüssel mit allen anderen Zutaten gut vermischen.
- Im Kühlschrank aufbewahren!

## Schafsquarkaufstrich – Variante 2

### Zutaten (4 Portionen)

**250 g Schafsquark · 6 EL Schafs- oder Sojamilch/Reis- oder Hafermilch · 2 EL kaltgepresstes Leinöl · 1 TL frischer Kerbel, klein geschnitten · Meersalz**

- Alle Zutaten miteinander vermischen.
- Zur Abwechslung kann man kaltgepresstes Nussöl, Mandelöl, Kürbiskernöl und frische Kräuter wie Basilikum, Sauerampfer oder Dill zum Aufstrich geben.

## Tofu-Karottenaufstrich

### Zutaten (4 Portionen)

**100 g Tofu (Sojaquark) · 150 g geschälte Karotten · 1 TL Leinöl, kaltgepresst · 1 EL Sesam, geschält und fein gemixt · 2 EL Schafs- oder Sojamilch · Meersalz · frisches Basilikum**

- Die Karotten in Scheiben schneiden und weich dämpfen.
- Im Mixer mit Tofu, Öl und Schafsmilch pürieren.
- Mit Sesam, Meersalz und Basilikum abschmecken.

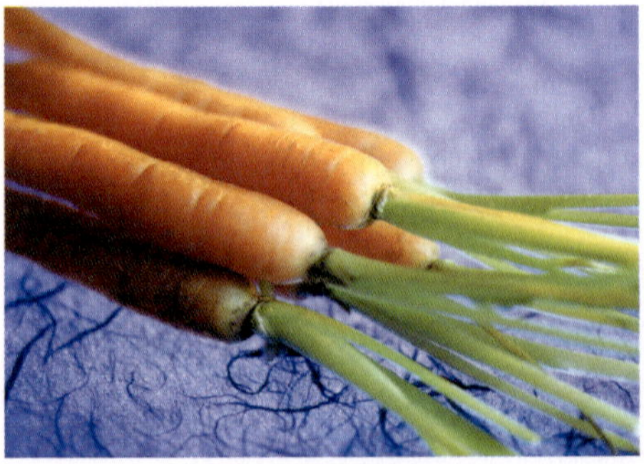

## Sesamaufstrich

### Zutaten (4 Portionen)

**4 EL Sesam, ungeschält, in der Kaffeemühle gemixt · 2 EL Sesamöl · 100 g Karotten oder anderes Gemüse, gedämpft · wenig Steinsalz**

- Karotten mit Sesam und Sesamöl im Mixer pürieren – es kann auch Sesam mit Öl allein gemixt werden.
- Zum Untermischen eignet sich jedes pürierte Gemüse oder Dampfkartoffeln.

## Forellenaufstrich

### Zutaten (4 Portionen)

**150 g mild geräucherte Forellenfilets · ca. 50 g gekochte Kartoffeln (oder Sellerie), geschält · ca. $^{1}/_{8}$ l Schafs- oder Sojamilch · 1 TL frisch geschnittene Thymianblätter**

- Die Forellenfilets im Mixer mit Kartoffeln und so viel Milch mixen, dass ein nicht zu fester Aufstrich entsteht.
- Mit Thymianblättern abschmecken.
- Der Aufstrich kann auch zur Hälfte mit Tunfisch gemischt werden!

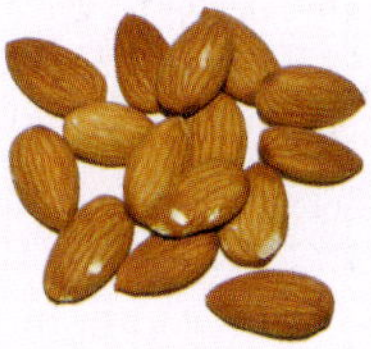

## Mandelaufstrich

### Zutaten (4 Portionen)

**200 g geschälte Mandeln · ca. 6 EL Schafs- oder Sojamilch · eine Prise Zimt**

- Mandeln in der Moulinex pürieren oder alles zusammen im Mixer.
- Mit Milch vermischen.

*Hinweis*

Anstatt Sojamilch kann auch ungezuckerte Reismilch oder Hafermilch verwendet werden, die im Reformhaus erhältlich ist.
Anstatt Alsan-S-Margarine kann man auch andere, möglichst ungehärtete Vollöl-Pflanzenmargarine nehmen.

## Avocadoaufstrich

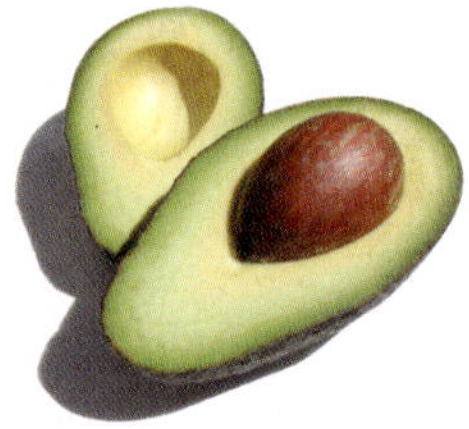

### Zutaten (4 Portionen)

**Eine reife, weiche Avocadofrucht · 50 g Schafsquark oder sehr milden Schafskäse, fein gerieben · 1 TL frische, fein gehackte Kräuter, evtl. in Öl eingelegt – geeignet sind: Kerbel, Oregano, Basilikum oder Kresse · Meersalz**

- Avocado waschen, halbieren und durchdrehen, den Kern entfernen.
- Das Fruchtfleisch mit einem Löffel herausschaben.
- Entweder mit einer Gabel zerdrücken oder im Mixer mit dem Schafsquark und den Frischkräutern pürieren.
- Wenig salzen.

*Hinweis*
Diesen Austrich nur frisch zubereiten und sogleich verwenden!

## Sesam-Leinölaufstrich

### Zutaten (4 Portionen)

**4 EL Sesamsamen, geröstet · 100 g Schafsquark oder milden Schafskäse · 1 EL gutes kaltgepresstes Leinöl · Meersalz**

### Zubereitung

- Die Sesamsamen trocken in einer Kaffeemühle zu einer dicken Paste vermahlen.
- Den Schafsquark in einer Schüssel mit der Gabel fein zerdrücken.
- Mit allen anderen Zutaten gut vermischen, sodass ein feiner glatter Aufstrich entsteht.

*Hinweis*
Man kann auch zur Hälfte ungeschälten Sesam dazugeben.

# Suppen, Brühen und Soßen

## Basengetränk – Gemüsebrühe*

### Zutaten (4 Portionen)

**3 l Wasser · 500–700 g Gemüse je nach Jahreszeit, beispielsweise Karotten, Sellerie, Petersilienwurzel, Fenchel, Stangensellerie, gelbe Rüben · 4 Wacholderbeeren · 2 Lorbeerblätter · frisches Liebstöckel- oder Selleriegrün · ganz wenig Steinsalz**

- Das Wurzelgemüse mit einer Bürste unter fließendem Wasser sehr gut reinigen, eventuell schälen.
- Das Gemüse in kleine Stücke schneiden und mit kaltem Wasser aufsetzen.
- Ca. 25 Minuten mehr ziehen als kochen lassen, danach durchseihen.
- Eventuell mit etwas pflanzlichem Gemüsebouillonwürfel (ohne Hefe und Geschmacksverstärker) abschmecken.

*Hinweis*

Frisch zubereitet wird diese Brühe als Getränk tagsüber genossen. Der zweite Aufguss wird zum Ansetzen der Basensuppen verwendet. Das Gemüse sollte aus biologischem Anbau stammen. Als Vorrat kann man es klein geschnitten einfrieren.

## Fenchel-Basenbrühe

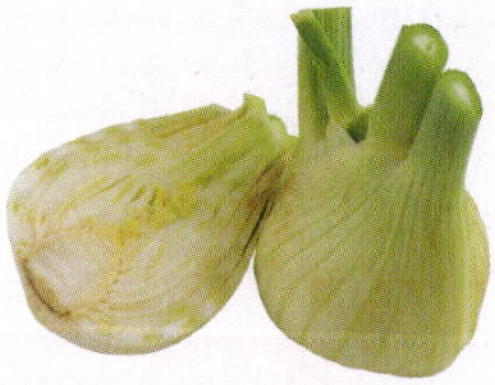

### Zutaten (2 Portionen)

**1 l Wasser · 300 g Fenchelknolle · 2 Lorbeerblätter · frische Kräuter wie Thymian, Majoran und Liebstöckel · eventuell eine Prise Meersalz**

- Fenchel klein schneiden, mit Wasser auffüllen und 30 Minuten köcheln lassen.
- Nach 25 Minuten die frischen Kräuter und Lorbeerblätter zugeben und noch weitere 5 Minuten ziehen lassen.
- Die Brühe abseihen, eventuell etwas salzen und als Basengetränk servieren.

*Aus: Mayr, Peter: Leicht bekömmliche Bio-Küche. Karl F. Haug Verlag, Heidelberg 2000.

*Hinweis*
Bei allen folgenden Rezepten wird zum Aufgießen die Gemüsebrühe von Seite 71 verwendet. Notfalls kann man aber auch Wasser mit pflanzlicher Streuwürze – ohne Hefe und Geschmacksverstärker – verwenden.

## Kartoffelsuppe

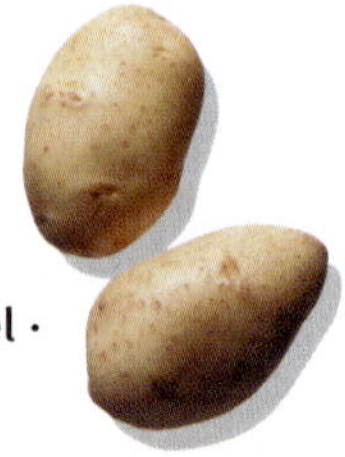

### Zutaten (4 Portionen)

**1 l Gemüsebrühe oder Wasser · 350 g mehlige Kartoffeln, geschält · 10 g Alsan-S-Margarine · 1 kleiner Bund Liebstöckel · 60 ml Schafsmilch · frisch geriebene Muskatnuss · Meersalz**

- Kartoffeln klein schneiden.
- Margarine in einer Kasserolle schmelzen lassen und Kartoffelstücke mit klein geschnittenem Liebstöckel darin anschwitzen.
- Mit Gemüsebrühe aufgießen, salzen und weich kochen lassen.
- Danach mit Schafsmilch vermengen und mit dem Mixstab pürieren.

*Hinweis*
Anstatt Liebstöckel kann man auch andere Frischkräuter verwenden, die am besten in Öl eingelegt haltbar gemacht wurden. Sie sind im Handel erhältlich. Zum Schluss dazugeben.

## Selleriesuppe

### Zutaten (4 Portionen)

**1 l Gemüsebrühe oder Wasser · je 180 g Kartoffeln und Stangensellerie · 15 g Alsan-S-Margarine · 2 EL klein geschnittenes Selleriegrün · Muskatnuss und Meersalz · 60 ml Schafsmilch**

- Kartoffeln und Sellerie klein schneiden.
- Margarine in einer Kasserolle schmelzen lassen, Kartoffeln und Sellerie darin anschwitzen, salzen und mit Gemüsebrühe (siehe Seite 71) auffüllen.
- Ca. 20 Minuten weich kochen lassen.
- Danach mit Schafsmilch im Mixglas pürieren und gut abschmecken.
- Mit Selleriegrün garnieren.

## Kürbissuppe

### Zutaten (4 Portionen)

**1 l Gemüsebrühe (siehe Seite 71) oder Wasser · 180 g geschälten Muskat-Speisekürbis · 180 g mehlige Kartoffeln, geschält · 15 g Alsan-S-Margarine · 1 kleiner Bund Rucola oder Kerbel · Meersalz, Muskatnuss · 60 ml Schafsmilch**

- Kartoffeln und Kürbis klein schneiden und in einer Kasserolle mit Margarine anschwitzen.
- Mit Gemüsebrühe auffüllen, salzen und weich kochen lassen.
- Vom Herd nehmen, Schafsmilch, Rucola und frisch geriebene Muskatnuss zugeben.
- Mit dem Mixstab pürieren.
- Anrichten und eventuell mit Schafsjogurt und Kerbel garnieren.

## Rote-Rüben-Suppe

### Zutaten (4 Portionen)

**1 l Gemüsebrühe (siehe Seite 71) oder Wasser · 200 g Rote Rüben · 150 g mehlige Kartoffeln · etwas gemahlener Kümmel, Meersalz · ein paar Tropfen Zitronensaft · 1 TL frisch geriebener Meerrettich · 15 g Alsan-S-Margarine**

- Zuerst die Roten Rüben mit der Schale weich dämpfen oder kochen – dadurch bekommt die Suppe eine schöne rote Farbe.
- Kartoffeln schälen und in kleine Stücke schneiden.
- In einer Kasserolle mit Margarine anschwitzen, salzen und mit Gemüsebrühe aufgießen. Weich kochen lassen.
- In der Zwischenzeit die Roten Rüben schälen, klein schneiden und zusammen mit den fertigen Kartoffeln mithilfe eines Mixstabs pürieren.
- Mit Kümmel, Meerrettich und Zitronensaft gut abschmecken.
- Anrichten und mit Schafsjogurt und Meerrettich garnieren.

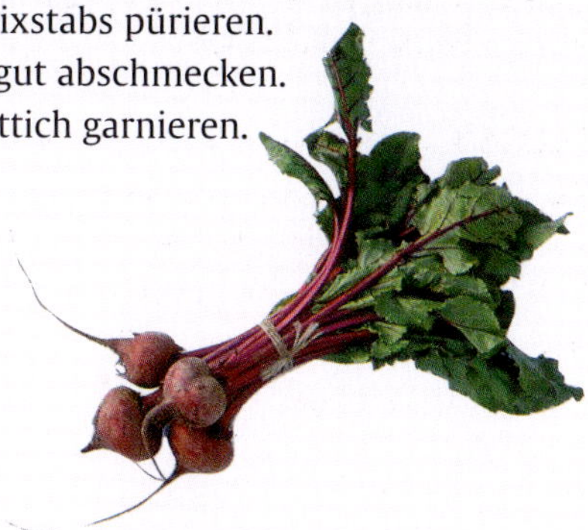

## Karottensuppe oder Gelbe-Rüben-Suppe

### Zutaten (4 Portionen)

**1 l Gemüsebrühe (siehe Seite71) oder Wasser · 350 g Karotten oder gelbe Rüben · 15 g Alsan-S-Margarine · $^1/_{16}$ l Schafs- oder Sojamilch · Meersalz, Muskatnuss · 1 TL Basilikum, in Öl eingelegt**

- Die Karotten schälen und in Scheiben schneiden.
- In einer Kasserolle mit Margarine anschwitzen, salzen und mit Gemüsebrühe auffüllen. Weich kochen lassen.
- Schafsmilch und Basilikum dazugeben und mit dem Mixstab pürieren.
- Mit Salz und Muskat abschmecken.

## Fenchel-Basensuppe

### Zutaten (4 Portionen)

**1 l Gemüsebrühe (siehe Seite 71) oder Wasser · 350 g Fenchelknolle, geputzt mit Grün · 15 g Alsan-S-Margarine · 60 ml Schafs- oder Sojamilch · Meersalz, Zitronensaft**

- Fein geschnittenen Fenchel in einer Kasserolle mit Margarine anschwitzen, salzen und mit Gemüsebrühe auffüllen.
- Weich kochen lassen und mit der Schafsmilch fein mixen bzw. pürieren.
- Mit wenig Zitronensaft abschmecken.
- Anrichten und eventuell mit Schafsjogurt und Fenchelgrün garnieren.

*Hinweis*

Die folgende Kräuter-Basensoße wird bei den Rezepten immer wieder zum Binden von Gemüse oder zum Strecken von Eintöpfen oder Getreidegerichten verwendet. Sie passt sowohl zu fleischlosen Gerichten als auch zu Fisch oder Fleischgerichten und ist besonders schmackhaft und leicht verdaulich.

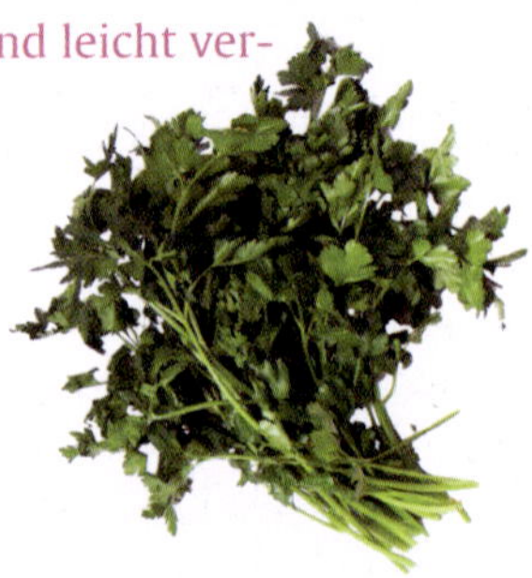

## Kräuter-Basensoße für die Stufe 1 – Grundrezept

### Zutaten (2 Portionen)

**100 g mehlige Kartoffeln, geschält · ca. $^1/_4$ l Gemüsebrühe oder Wasser mit Gemüsebrühwürfel ohne Hefe und Geschmacksverstärker · 1 Bund bzw. 2 TL fein geschnittene Kräuter (beispielsweise Basilikum, Majoran, Thymian, Oregano, Rosmarin, Minze) oder 1 TL Frischkräuter, in Öl eingelegt, je nach Rezept (diese kann man selber mixen und einlegen oder fertig kaufen) · etwas Meersalz und frisch geriebene Muskatnuss · 2–3 EL Schafs- oder Sojamilch · 10 g Alsan-S-Margarine**

- Die Kartoffeln klein schneiden und in einer Kasserolle mit Margarine anschwitzen.
- Mit Gemüsebrühe aufgießen, salzen und weich kochen lassen.
- Die Schafsmilch und die Frischkräuter nach Wahl dazugeben und mit dem Mixstab pürieren.
- Mit Muskatnuss abschmecken.

*Tipp* Wenn die Kräuter-Basensoße zu Fleisch oder Fisch serviert wird, kann man den Fleisch- bzw. Fischsaft hinzufügen – das rundet den Geschmack ab.

AUS DER KÜCHENPRAXIS

## Die wichtigsten Kräuter und ihre Verwendung

Basilikum: passt gut zu Fisch, Tomaten und Gemüse
Rosmarin: passt gut zu Huhn und Kalb
Majoran: passt gut zu Rind und Gemüse
Thymian: passt gut zu zu Lamm und Gemüse

Weitere Gewürze und Kräuter, die aufgrund ihrer antimykotischen Wirkung bei der Zubereitung von Speisen reichlich verwendet werden können, werden in den Rezepten genannt.

Sehr schnell kann man ein Basilikum-Pesto selber machen, indem man frische Basilikumblätter mit kaltgepresstem Olivenöl und wenig Salz, eventuell mit ein paar Pinienkernen oder Mandeln, in einem Mixer zu einer dicken Paste püriert. Im Kühlschrank aufbewahrt hält das Pesto monatelang. Mit allen anderen Frischkräutern kann man ebenso verfahren.

Legt man frische Kräuter in Öl ein, so werden ihre ätherischen Öle gebunden und der volle Geschmack bleibt erhalten.

Frische oder in Öl eingelegte Kräuter werden den Speisen erst zum Schluss zugefügt und nicht mehr mitgekocht! Getrocknete oder gefrorene Kräuter dagegen können länger mitgekocht werden.

# Gemüsegerichte

## Pellkartoffeln mit Alsan-S-Pflanzenmargarine

### Zutaten (2 Portionen)

**4–6 mehlige Kartoffeln · 40 g Alsan-S-Margarine · Meersalz oder Steinsalz**

- Die Kartoffeln sauber waschen und im Kocheinsatz oder im Dampftopf garen und pellen; mit Salz und Margarine essen.

## Kartoffelbrei mit Schafs- oder Sojamilch und Zimt

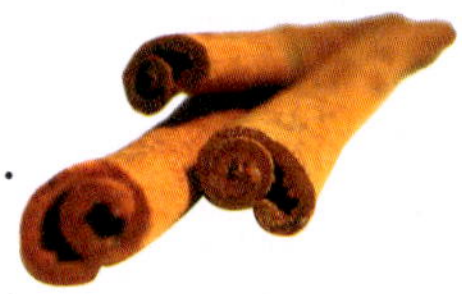

### Zutaten (2 Portionen)

**2–3 mehlige Kartoffeln · $^1/_4$ l Schafs- oder Sojamilch · Zimtpulver · 10 g Sonnenblumenkerne**

- Die sauber gewaschenen Kartoffeln mit der Schale im Kocheinsatz oder im Dampftopf weich garen.
- Dann pellen, durch die Kartoffelpresse drücken und mit soviel Schafs- oder Sojamilch vermischen, dass ein nicht zu dicker Kartoffelbrei entsteht.
- Mit Zimt würzen und mit Sonnenblumenkernen bestreuen.

## Kartoffelstock mit Vichy-Karotten

### Zutaten (2 Portionen)

**2–3 mehlige Kartoffeln · 20 g Alsan-S-Margarine · Steinsalz, Muskatnuss, Minzeblätter · $^1/_4$ l Schafs- oder Sojamilch · 200 g fein geschnittene Karottenscheiben · $^1/_8$ l Mineralwasser**

- Die Kartoffeln mit der Schale im Kocheinsatz weich dämpfen, pellen und durch die Kartoffelpresse drücken.
- Mit der erwärmten Schafs- oder Sojamilch, der Hälfte der Margarine, Salz, fein geschnittener Minze und Muskat zu einem Püree vermischen.
- Den Rest der Margarine in eine Pfanne geben, die Karottenscheiben darin anbraten, mit Mineralwasser auffüllen und weich dünsten lassen.

## Gebratene Auberginenscheiben mit Basilikum

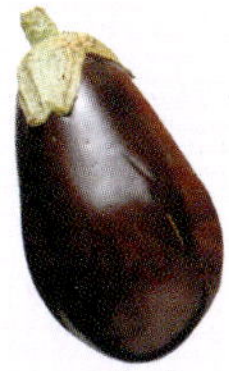

### Zutaten (2 Portionen)

**1–2 mittelgroße Auberginen (Melanzani) · 1 kleiner Bund Basilikum, fein geschnitten · Saft einer halben unbehandelten Zitrone · 2 EL Olivenöl · Steinsalz · 100 g frischer, milder Schafskäse · 1 EL Basilikum-Pesto (Rezept siehe Seite 75) · 4 mehlige Kartoffeln · etwas Kümmel, ungemahlen**

- Die Kartoffeln waschen, der Länge nach halbieren, auf ein gefettetes Backblech legen, mit Kümmel bestreuen und im Backofen ca. 40 Minuten backen.
- Die Auberginen waschen, abtrocknen und in $^1/_2$ cm dicke Scheiben schneiden.
- Mit Zitronensaft beträufeln, salzen und die einzelnen Scheiben in einer Gusseisenpfanne in Olivenöl beidseitig kurz braten.
- Mit dem Basilikum-Pesto bestreichen.
- Den Schafsquark mit Basilikum-Pesto und Basilikumstreifen vermischen und auf den Auberginenscheiben verteilen.

## Gebratene Zucchinischeiben mit Tomaten und Kartoffelpuffer

### Zutaten (2 Portionen)

**Je 2 mittelgroße Zucchini und Tomaten · 2 EL Olivenöl · etwas getrockneter Oregano und Thymian, Steinsalz, Pfeffer · 3–4 mittlere mehlige Kartoffeln, Muskatnuss, Steinsalz · 2 EL Olivenöl · 1 Eigelb (kann man auch weglassen)**

- Tomaten schälen, entkernen und würfeln.
- Zucchini in Scheiben schneiden und in einer großen beschichteten Pfanne mit Olivenöl, Oregano und Thymian anbraten, bis die Zucchinischeiben rundherum braun und bissfest sind. Mit Salz und Pfeffer nachwürzen.
- Die geschälten Kartoffeln auf der Gemüsereibe raspeln, etwas ausdrücken und mit Salz, Muskatnuss und eventuell Ei vermischen.
- In einer Pfanne mit Olivenöl kleine Kartoffelpuffer goldgelb herausbraten.
- Das Zucchinigemüse dazugeben.

## Gemüsetortilla mit Champignons und Frischkräutern

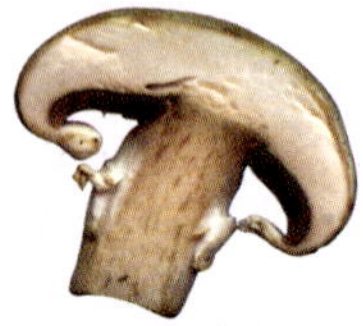

### Zutaten (2 Portionen)

**4 Eier (oder 8 Wachteleier) · 4 EL Schafs- oder Sojamilch · Steinsalz, Pfeffer aus der Mühle · 100 g Champignons · 1 TL frischer Thymian und Kerbel, gehackt · 20 g Alsan-S-Margarine · Schafsparmesan**

- Die Champignons vierteln und in einer Pfanne mit Margarine anbraten.
- Die Eier mit Sojamilch, Kräutern, Salz und Pfeffer verrühren und in die Pfanne zu den Champignons geben.
- Die Eier stocken lassen und Omeletten formen.
- Mit Schafsparmesan bestreuen.

## Zucchini mit Kartoffeln

### Zutaten (2 Portionen)

**20 g Alsan-S-Margarine · 300 g Zucchini · 4 mittelgroße mehlige Kartoffeln · 1 EL fein geschnittener Oregano · Meersalz · Pfeffer aus der Mühle**

- Kartoffeln weich dämpfen, schälen und in dicke Scheiben schneiden.
- Zucchini der Länge nach halbieren, in Scheiben schneiden und in einer großen Pfanne mit Margarine anbraten.
- Die Kartoffelscheiben dazugeben und alles mit Oregano, Salz und Pfeffer gut abschmecken.

## Fenchel mit Kartoffeln

### Zutaten (2 Portionen)

**2 mittelgroße Fenchelknollen · $^{1}/_{4}$ l Gemüsebrühe (siehe Seite 71) · 60 ml Kräuter-Basensoße (siehe Seite 75) · 4 mittelgroße mehlige Kartoffeln · 1 EL frisches Fenchelgrün · 1 Tomate · Meersalz · 20 g Alsan-S-Margarine**

- Kartoffeln weich dämpfen, schälen und in Scheiben schneiden.
- Fenchel klein schneiden und in einer großen Pfanne mit Margarine anschwitzen.
- Mit Gemüsebrühe aufgießen und weich dünsten.

- Wenn die Flüssigkeit verdunstet ist, die Tomate würfeln und dazugeben.
- Mit Basensoße binden und zuletzt die noch warmen Kartoffelscheiben untermischen.
- Mit Fenchelgrün und Salz abschmecken.

Tipp
Mit etwas frisch geriebenem Schafs- oder Ziegenkäse gut abschmecken.

## Tofuschnitzel mit Karotten

### Zutaten (2 Portionen)

**200 g Tofu (= Sojaquark) · 2–3 EL Schafskäse, fein gerieben · 1 EL fein geschnittene, frische Oreganoblätter · Meersalz · Muskatnuss · 20 g Alsan-S-Margarine · 200 g Karotten · ca. $^1/_4$ l Mineralwasser · 1 TL fein gehackte Petersilie**

- Tofu mit einer Gabel fein zerdrücken, würzen und mit Käse mischen.
- Ein Schnitzel formen und dieses im Dampf erhitzen.
- Die Karotten in Scheiben schneiden, in einer großen Pfanne mit Alsan anschwitzen und mit Mineralwasser weich dünsten.
- Mit Petersilie bestreuen und zu dem Tofuschnitzel reichen.

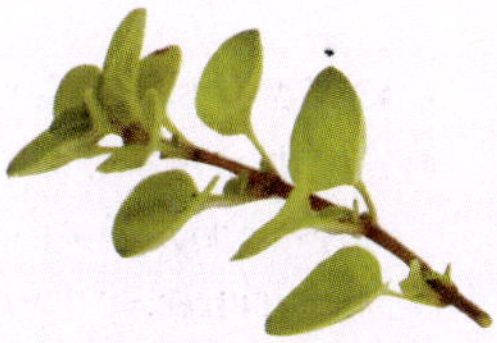

## Gemüsenudeln

### Zutaten (2 Portionen)

**Je 2 mittelgroße Zucchini und Karotten oder gelbe Rüben · 10 g Alsan-S-Margarine · Vollsalz · Pfeffer aus der Mühle, Muskatnuss · 1 Bund Rucola**

- Das Gemüse zuerst der Länge nach in dünne Scheiben, dann in feine Streifen (wie Nudeln) schneiden.
- Die Karotten- oder Rübenstreifen im Kocheinsatz weich dämpfen.
- Die Zucchinistreifen in einer großen Pfanne mit Margarine anbraten, die gedämpften Karotten oder gelbe Rüben dazugeben.
- Mit Salz, Pfeffer und Muskat würzen und die Rucolastreifen daruntermischen.

# Gerichte mit Fisch und Fleisch

## Fischfilet mit Gemüsenudeln

### Zutaten (2 Portionen)

**200 g Fischfilet (beispielsweise Zander, Forelle, Lachsforelle) · Vollsalz, Pfeffer aus der Mühle · 1 EL Basilikum-Pesto (Rezept siehe Seite 75) · 1 EL Olivenöl**

- Filet mit sehr zartem Fleisch nur auf einer Seite mit Basilikum-Pesto bestreichen, Filets mit etwas robusterem Fleisch auf beiden Seiten. Salzen und pfeffern.
- In einer großen Pfanne mit dem Olivenöl braten (zarte Filets nur einseitig).
- Dazu serviert man eine Basilikum-Basensoße (siehe Seite 75) sowie die Gemüsenudeln von Seite 79.

## Kalbs- oder Putenschnitzel mit Gemüse

### Zutaten (2 Portionen)

**2 Schnitzel zu je 100 g · (oder 2 Hühnerbrüstchen) · 1 TL Öl zum Anbraten · 60 ml Kräuter-Basensoße (siehe Seite 75) · Meersalz · 200 g Karotten oder Zucchini · 100 g Blattspinat**

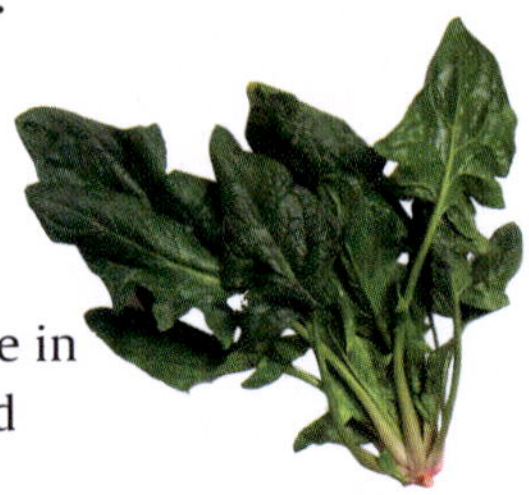

- Die Schnitzel leicht salzen und in einer Pfanne in Öl beidseitig anbraten, dann herausheben und anrichten.
- In derselben Pfanne die Basensoße erwärmen und über die Schnitzel geben.
- Das Gemüse weich dämpfen und mit etwas Basensoße binden. Zu den Schnitzeln geben.

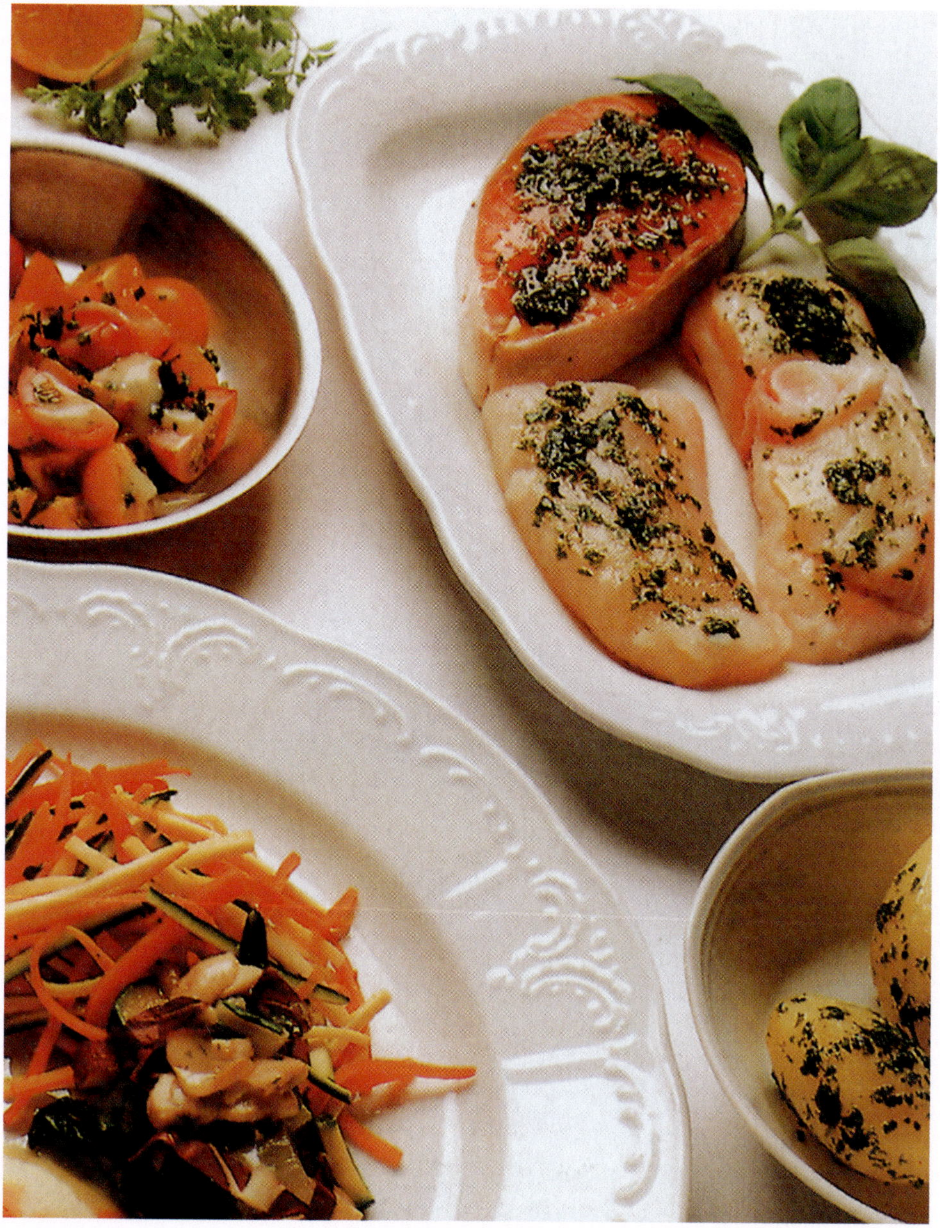

# Anti-Pilz-Diät – Stufe 2

## Vorschläge für den Speiseplan

Ab Stufe 2 gibt es wieder Getreide: Zum Frühstück sind nun statt der Kartoffelscheiben Dinkelfladen oder Dinkel-Sauerteigbrot möglich.

### Frühstück

Die Aufstriche zum Frühstück sind gleich wie bei Stufe 1 (siehe Seite 68). Alternativ kann auch ein Omelette serviert werden.

Als Frühstücksgetränk gibt es auch in Stufe 2 verschiedene Kräutertees, die ungesüßt getrunken werden.

### Mittagessen

Zum Mittagessen gibt es verschiedene Kartoffelgerichte, wobei zum Unterschied zur besonders leichten Stufe 1 bereits wieder Zwiebeln, Knoblauch und Kohlgemüse verwendet werden können.

Bei Bedarf kann auf die Basensuppen oder Kartoffelrezepte der Stufe 1 zurückgegriffen werden.

Zusätzlich stehen alle Rezepte für die Stufe 2 zur Verfügung.

### Abendessen

Wie bei Stufe 1 können Sie am Abend zwischen sämtlichen Basensuppen und Aufstrichen mit Pellkartoffelscheiben auswählen. Auch beim Abendessen wird das Angebot an Suppen und Hauptspeisen gegenüber der Stufe 1 noch erweitert.

### Getränke

Für die Flüssigkeitszufuhr werden auch tagsüber ausreichend Kräutertees oder das Basengetränk (siehe Seite 71) empfohlen.

*Hinweis*

**Alternativen sind möglich**

Bei Kuhmilchunverträglichkeit kann auf Schafs- oder Sojamilch ausgewichen werden.

| | Frühstück | Mittagessen | Abendessen |
|---|---|---|---|
| 1. Tag | 1 Kanne Zinnkraut- oder Eberwurz-Tee<br>Dinkelfladenbrot mit Schafsquarkaufstrich | Basensuppe mit Frischkräutern<br>Kartoffelauflauf mit Schafskäse | 1 Kanne Zinnkraut- oder Blutwurz-Tee<br>Scheiben einer warmen mittleren Pellkartoffel mit Schafsquarkaufstrich |
| 2. Tag | 1 Kanne Lindenblüten- oder Angelika-Tee<br>Dinkelfladenbrot mit Tofu-Karottenaufstrich | Minestrone-Gemüsesuppe<br>Gefüllte Ofenkartoffeln mit Paprikagjuwetsch | 1 Kanne Lindenblüten- oder Lapacho-Tee<br>Scheiben von warmen Pellkartoffeln mit Tofu-Karottenaufstrich |
| 3. Tag | 1 Kanne Brennnessel- oder Citronella-Tee<br>Dinkelfladenbrot mit Sesamaufstrich | Gemüse-Basensuppe<br>Polenta mit Gemüse und Kerbelsoße | 1 Kanne Brennnessel-Tee<br>Scheiben von warmen Pellkartoffeln mit Sesamaufstrich |
| 4. Tag | 1 Kanne Kamillen- oder Eberwurz-Tee<br>Dinkelfladenbrot mit Avocadoaufstrich | Kräuter-Basensuppe<br>Frisch geriebenes Gemüseschnitzel oder Hirsotto mit Gemüsegulasch | 1 Kanne Kamillen- oder Sanikelwurz-Tee<br>Scheiben von warmen Pellkartoffeln mit Avocadoaufstrich |
| 5. Tag | 1 Kanne Weidenröschen- oder Thymian-Tee<br>Dinkelfladenbrot mit Forellenaufstrich | Fenchel-Basensuppe<br>Baked Potatoes mit Schafsquark | 1 Kanne Weidenröschen- oder Efeu-Tee<br>Scheiben von warmen Pellkartoffeln mit Forellenaufstrich |
| 6. Tag | 1 Kanne Waldmeister- oder Efeu-Tee<br>Dinkelfladenbrot mit Mandelaufstrich | Kürbis-Basensuppe<br>Polentasterz mit Frühlingsgemüse oder Hirseauflauf mit Gemüse und Basensoße | 1 Kanne Waldmeister- oder Lapacho-Tee<br>Scheiben von warmen Pellkartoffeln mit Mandelaufstrich |
| 7. Tag | 1 Kanne Anserinen- oder Blutwurz-Tee<br>Dinkelfladenbrot mit Schafsquarkaufstrich | Sellerie-Basensuppe<br>Zucchini-Karotten-Gratin mit Ofenkartoffeln oder Hirseeintopf mit Gemüse | 1 Kanne Melissen- oder Sanikelwurz-Kräutertee<br>Scheiben von warmen Pellkartoffeln mit Schafsquarkaufstrich |

# Rezepte für Stufe 2

## Frühstück

### Brotfladen ohne Hefe – Grundrezept

**Zutaten (für 4 Fladen)**

**250 g fein gemahlenes Vollkornmehl (Dinkel, Buchweizen, Quinoa oder Amaranth – kurz vor der Zubereitung frisch mahlen) · 1/4 l kohlensäurereiches Mineralwasser oder Acidophilus-Milch (evtl. auch halb Wasser, halb Milch) oder Wasser oder Gemüsebrühe · Meersalz, gemahlener Kümmel oder Anis**

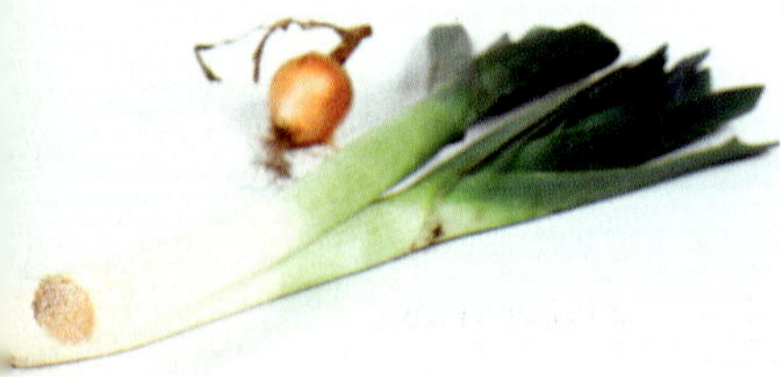

*Tipp*

Durch Zugabe von fein geschnittenen Zwiebeln, Lauch, Kohl, Knoblauch, Frischkräutern oder Bärlauch – in einer Pfanne mit Butter geschwenkt – werden „Anti-Pilz-Mittel“ eingebaut und es ergeben sich zusätzliche Geschmacksrichtungen.

- Vollkornmehl mit gewählter Flüssigkeit zu einem Teig verrühren, diesen gut würzen und die gewünschte weitere Zutat in den Teig geben.
- Mithilfe eines nassen Esslöffels 4 Fladen auf ein mit Backpapier ausgelegtes Backblech auftragen und mit dem feuchten Löffel glatt streichen.
- Den Teig mit einer Gabel mehrmals einstechen, mit Sonnenblumen- oder Kürbiskernen bestreuen.
- Im vorgeheizten Backofen bei 220–250 °C ca. 15 Minuten backen, bis die Fladen eine schöne Farbe haben.
- Die Fladen auf einem Gitter erkalten lassen. Dann mit einem sauberen Küchentuch abdecken und durchtrocknen lassen.

*Hinweis*

Die Fladen sollten noch am selben Tag gegessen werden, ansonsten kann man die Fladen auch gut einfrieren und ca. eine Stunde vor Gebrauch herauslegen.

### Schafskäseomelett mit frischen Kräutern

#### Zutaten (2 Portionen)

**4 Eier (oder 8 Wachteleier) · 2 EL Schafs- oder Sojamilch · Steinsalz, Pfeffer aus der Mühle · etwas fein geschnittener Bärlauch oder Rucola · 50 g gewürfelter Schafskäse · 10 g Alsan-S-Margarine**

- Die Eier mit Milch, Salz, Pfeffer und fein geschnittenen Kräutern verrühren.
- Margarine in einer Pfanne schmelzen lassen, die Eier dazugeben und den Käse darüber verteilen.
- Leicht stocken lassen und Omeletts formen.

## Suppen

### Minestrone-Gemüsesuppe

#### Zutaten (4 Portionen)

**2 Tomaten · 1 Bund Basilikum · 1 mittelgroße Kartoffel · 2 Knoblauchzehen · 50 g Zwiebeln · je 1 kleine Karotte, Sellerie und Petersilienwurzel · 1 l Gemüsebrühe oder Wasser · 2 EL Olivenöl · Steinsalz, Muskatnuss, Pfeffer aus der Mühle · 2 EL Tomatenmark · Stangensellerie mit Grün · etwas geriebener Schafskäse**

- Das Gemüse und die Kartoffeln in dünne Scheiben schneiden.
- Tomaten häuten, entkernen und würfeln.
- Fein geschnittene Zwiebeln in einem Kochtopf mit Olivenöl anbraten; das Gemüse (außer den Tomaten) dazugeben und anschwitzen.

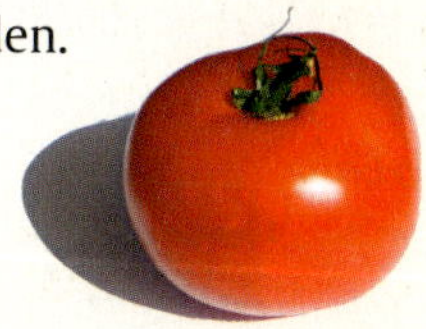

- Tomatenmark dazugeben, mit Gemüsebrühe auffüllen, salzen und weich kochen lassen.
- Zuletzt die Tomatenwürfel und das fein geschnittene Basilikum dazugeben und mit Pfeffer, Salz und Muskat abschmecken.
- Vor dem Anrichten den Schafskäse darüberstreuen.

## Gemüsesuppe mit Buchweizen

### Zutaten (4 Portionen)

**1 l Gemüsebrühe (siehe Seite 71) oder Wasser · 300 g gelbe Rüben oder Karotten · 3 EL Buchweizen · 20 g Alsan-S-Margarine · 50 g Zwiebel · 2 Knoblauchzehen · Steinsalz, Muskatnuss gerieben · 60 ml Schafs- oder Sojamilch · 1 TL gehackte Petersilie**

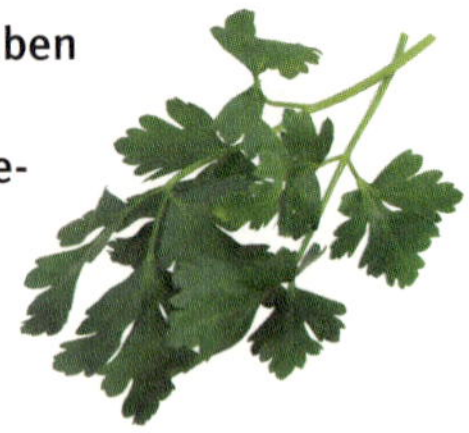

- Buchweizen über Nacht einweichen.
- Klein geschnittene Zwiebeln, Knoblauch, Buchweizen und gelbe Rüben der Reihe nach in Margarine anschwitzen, salzen und mit Gemüsebrühe auffüllen.
- Weich kochen und eventuell im Mixglas pürieren.
- Mit Salz, Petersilie, Muskat und Schafsmilch gut abschmecken.

## Basensuppe mit Gemüse

### Zutaten (4 Portionen)

**50 g Zwiebeln oder Schalotten · 20 g Alsan-S-Margarine · 200 g geschältes Wurzelgemüse (Sellerie, Karotten, gelbe Rüben, Petersilienwurzeln) · 3/4 l Gemüsebrühe (siehe Seite 71) oder Wasser · Steinsalz, Muskatnuss · 1 Bund frischer Oregano · 1/8 l Schafs- oder Sojamilch**

- Fein geschnittene Zwiebeln in einer Kasserolle mit Alsan-S-Margarine anschwitzen.
- Das grob geschnittene Gemüse dazugeben und mit Gemüsebrühe aufgießen. Salzen und weich kochen lassen.
- Fein geschnittene Oregano-Blätter, Milch und Muskatnuss dazugeben und mit dem Pürierstab mixen.
- Abschmecken und mit Oreganoblättern garnieren.

*Tipp* Die folgende Kräuter-Basensoße kann zum Binden von sämtlichen Getreidegerichten, Aufläufen oder Gemüse verwendet werden. Sie wird überall dort eingesetzt, wo in der traditionellen Küche Mehl- oder Einbrenn-Bindungen verwendet werden.

### Kräuter-Basensoße Stufe 2 + 3 – Grundsoße für verschiedene Kräuter

#### Zutaten (4 Portionen)

**200 g mehlige Kartoffeln, geschält · 50 g Lauch oder Zwiebeln · 10 g Alsan-S-Margarine · ca. $^1/_2$ l Gemüsebrühe (oder Wasser) · frisch geriebene Muskatnuss · Pfeffer aus der Mühle · 4 EL Schafs-, Soja- oder Ziegenmilch · 1 Bund frische Kräuter (Basilikum, Thymian, Majoran, Kerbel) · eventuell etwas Knoblauch · Steinsalz**

- Kartoffeln in Würfel schneiden.
- Klein geschnittenen Lauch oder Zwiebeln in einem Kochtopf mit Margarine anschwitzen, Kartoffeln dazugeben, salzen und mit Gemüsebrühe aufgießen.
- Kartoffeln garen und die fein geschnittenen Frischkräuter, Milch, Salz, Pfeffer und Muskat dazugeben.
- Das Ganze wird mit dem Mixstab oder im Mixglas püriert (eventuell etwas verdünnen) und abgeschmeckt.

*Tipp*

Je nachdem, welche frischen Kräuter zugegeben werden, erhält man eine Thymian-, Basilikum-, Majoransoße usw. Wird diese Soße zu Fleisch- oder Fischgerichten gereicht, so kann man den beim Zubereiten austretenden Fleisch- bzw. Fischsaft untermischen, um den Geschmack abzurunden.

## Gemüsegerichte

### Polenta mit Gemüseauflauf und Kerbelsoße

#### Zutaten (2 Portionen)

**250 g geschroteter Mais (Polenta) · $^1/_4$ l Wasser (evtl. halb Schafsmilch, halb Wasser) · 10 g Alsan-S-Margarine · Steinsalz · 1 Eigelb (oder 1 EL Schafsjogurt)**

- Mais in einer Kasserolle mit der Hälfte der Margarine anschwitzen.
- Mit Wasser auffüllen, einmal aufkochen lassen und zugedeckt bei mäßiger Hitze ausquellen lassen (ca. 20 Minuten).
- Danach mit einer Fleischgabel auflockern und Salz und Eigelb untermischen.
- Die Polenta mit einem Eisportionierer zu Nockerln formen, diese entweder auf ein gefettetes Backblech setzen und im heißen Ofen kurz überbacken oder in einer Pfanne in Margarine anbraten.
- Mit Gemüseauflauf und Kerbelsoße (Rezept siehe oben) servieren.

## Polentasterz mit Frühlingsgemüse

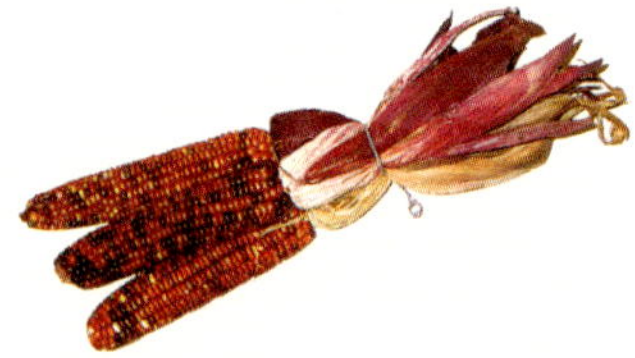

### Zutaten (2 Portionen)

**Polentasterz:** 250 g geschroteter Mais (Polenta) · 400 ml Schafs- oder Sojamilch · 10 g Alsan-S-Margarine · Steinsalz, Muskatnuss · 2 EL Schafsjogurt oder Sauerrahm
**Frühlingsgemüse:** 300 g gemischtes Frühlingsgemüse wie Blattspinat, Frühlingszwiebeln, Jungkarotten, Spargel · 10 g Alsan-S-Margarine · Steinsalz · 2 Knoblauchzehen · Pfeffer aus der Mühle · $^1/_8$ l Basensoße (siehe Seite 87)

- Polenta in einer Kasserolle mit Margarine anschwitzen, salzen und mit Milch aufgießen.
- Einmal aufkochen lassen, zudecken und bei kleiner Hitze ca. 20 Minuten ausquellen lassen.
- Mit einer Fleischgabel auflockern, mit Muskatnuss würzen.
- Anrichten und mit Schafsjogurt und Frühlingsgemüse servieren.

- Für das Frühlingsgemüse das Gemüse schälen, putzen und gefällig schneiden.
- Die Karotten im Kocheinsatz weich dämpfen.
- Den Spargel in Salzwasser mit 2 EL Schafsmilch garen.
- Frühlingszwiebeln in einer Kasserolle mit Margarine anschwitzen.
- Spinatblätter zugeben, mit Salz, Pfeffer und Knoblauch würzen.
- Karotten und Spargel zugeben und alles mit Basensoße gut vermischen.

## Polentapizza mit Mozzarella

### Zutaten (2 Portionen)

**Polentapizza:** 250 g geschroteter Mais (Polenta, evtl. Maisgrieß) · 400 ml Wasser (evtl. halb Sojamilch, halb Wasser) · 10 g Alsan-S-Margarine · Steinsalz
**Belag:** 1 Tomate · 50 g geriebener Schafskäse · 3–4 Salbeiblätter · 50 g Mangold oder Blattspinat · 10 g Alsan-S-Margarine · 1 Knoblauchzehe · 30 g fein geschnittene Zwiebeln · 2 EL Schafsjogurt · 30 g Mozzarella

- Polenta in einer Kasserolle mit Margarine anschwitzen, salzen und mit Flüssigkeit aufgießen. Einmal aufkochen und zugedeckt auf kleiner Stufe ca. 20 Minuten ausquellen lassen.

- Mit einer Fleischgabel auflockern und mit einem Eisportionierer auf Tellern anrichten. Flach drücken und belegen.
- Für den Belag Spinat in einer Pfanne mit Margarine, Zwiebeln und Knoblauch anschwitzen, mit Salz und Muskat würzen.
- Die Tomate in Scheiben schneiden, Schafskäse fein zerkleinern.
- Die Polentapizza mit Spinat, Tomatenscheiben, Mozzarella und Schafskäse belegen und kurz überbacken.
- Mit etwas Schafsjogurt garnieren oder etwas Kräuter-Basensoße (siehe Seite 87) dazu reichen.

*Hinweis*

Anstatt Sojamilch kann auch ungezuckerte Reismilch oder Hafermilch verwendet werden. Beides ist im Reformhaus erhältlich. Genauso kann auch jede Form einer – möglichst ungehärteten – Pflanzenmargarine genommen werden.

## Kartoffelauflauf mit Schafskäse

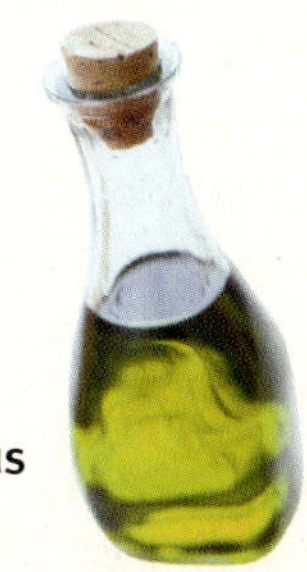

### Zutaten (2 Portionen)

**4–6 mittelgroße mehlige Kartoffeln · 100 g geriebener Schafskäse oder Quark · 2 EL gutes Olivenöl · 4 EL dicker Schafsjogurt · je 100 g frische Champignons und Jungzwiebeln · 1 Bund frischer Thymian oder Minze (Blätter abzupfen) · Steinsalz · frisch geriebene Muskatnuss · Pfeffer aus der Mühle**

- Die Kartoffeln im Kocheinsatz oder im Dampftopf weich garen, pellen, halbieren und blättrig schneiden.
- Die Jungzwiebeln fein schneiden, die Champignons vierteln.
- Zuerst die Zwiebeln in einer Pfanne mit Olivenöl anbraten, dann die Champignons dazugeben und mitbraten.
- Kartoffelscheiben in einer Schüssel mit Zwiebeln und Champignons mischen.
- Mit Salz, Pfeffer, Thymian und Muskat würzen.
- Schafskäse und Jogurt untermischen, in eine Auflaufform streichen und im heißen Ofen kurz überbacken.
- Dazu servieren Sie einen Schafsjogurt, vermischt mit 1 EL Kürbiskernöl.

## Kartoffelomelett mit Jungzwiebeln und Rinderschinken

### Zutaten (2 Portionen)

**4 Eier (oder 8 Wachteleier) · Steinsalz, Pfeffer · 10 g Alsan-S-Margarine · 4 EL Schafs- oder Sojamilch, Reis- oder Hafermilch · 100 g fein geschnittene gekochte Kartoffeln · je 50 g fein geschnittene Jungzwiebeln und Rinderschinken**

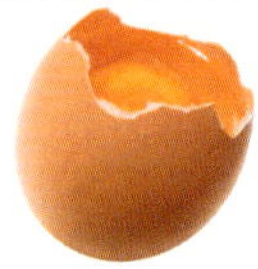

- Die Eier aufschlagen und in einer Schüssel mit Schafs- oder Sojamilch, Salz und Pfeffer verrühren.
- Margarine in eine Pfanne geben, Zwiebel und Schinken darin anbraten.
- Kartoffelscheiben mitbraten, mit dem Eiergemisch übergießen und stocken lassen.

*Tipp*

Man kann den Auflauf vor dem Überbacken auch mit Auberginen- oder Tomatenscheiben belegen, mit etwas Olivenöl beträufeln und nach dem Backen mit Oreganoblättchen bestreuen.

## Gemüseblech mit Auberginen, Kartoffeln und Zucchini, dazu Minze-Kräutersoße

### Zutaten (2 Portionen)

**1 kleine Aubergine · 1 Zucchini · 2 Fleischtomaten · 2 gekochte mehlige Kartoffeln · 1 Bund frischer Oregano · 2 Knoblauchzehen, zerdrückt · 2 EL Olivenöl · 50 g Lauch · Vollsalz · Pfeffer aus der Mühle · Zitronensaft · 50 g frisch geriebenen Schafskäse**

- Aubergine schälen, in ca. $^1/_2$ cm starke Scheiben schneiden und mit Zitronensaft beträufeln.
- Zucchini, Tomaten und geschälte Kartoffeln ebenfalls in Scheiben schneiden und salzen.
- Alles in einer großen beschichteten Pfanne mit Olivenöl beidseitig anbraten.
- Die Gemüsescheiben und Kartoffeln dachziegelartig auf einem gefetteten Blech aufschichten.
- Fein geschnittenen Lauch und Knoblauch in einer Pfanne mit Olivenöl anschwitzen und fein geschnittenen Oregano untermischen.
- Über das Gemüse verteilen, salzen, pfeffern und alles in den vorgeheizten Ofen schieben (200 °C).

- Nach etwa 10 Minuten den Schafskäse darüberstreuen und das Blech nochmals kurz in den Ofen schieben.
- Portionen herausstechen und dazu eine Minze-Kräutersoße (siehe Seite 87) servieren.

## Gemüseschnitzel mit Mangold oder Spinat und Sonnenblumenkernen

### Zutaten (2 Portionen)

**3 mittelgroße Kartoffeln · 1/2 Zucchini · 1/2 Karotte · Vollsalz · Muskat · Thymian · 2 EL Olivenöl · 1 Eigelb (kann man auch weglassen) · 200 g Mangold oder Spinat · 10 g Alsan-S-Margarine · 50 g Zwiebeln · 2 Knoblauchzehen · 30 g Sonnenblumenkerne**

- Die geschälten Kartoffeln und das Gemüse auf der feinsten Reibe raspeln, leicht ausdrücken, mit (Eigelb) Salz, Muskat und frischem Thymian würzen.
- Daraus in einer Pfanne mit Olivenöl ziemlich flach geformte Gemüseschnitzel (Fladen) beidseitig herausbraten.
- Den Mangold/Spinat putzen, waschen und im Kocheinsatz weich dämpfen.
- Zwiebeln fein schneiden, in einer Pfanne mit Margarine anbraten, Spinat dazugeben, mit Salz, Pfeffer, Knoblauch und Muskat würzen.
- Zuletzt die Sonnenblumenkerne untermischen und zu den Gemüseschnitzeln servieren.
- Eventuell mit Schafsjogurt garnieren oder eine Kräuter-Basensoße (siehe Seite 87) dazu servieren.

## Kartoffelroulade mit Steinpilzen und Thymian-Basensoße

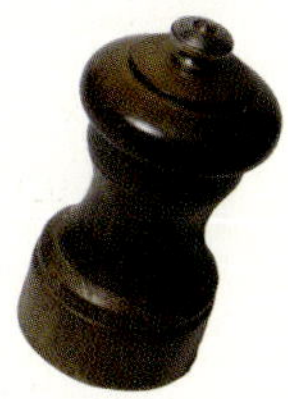

### Zutaten (2 Portionen)

**Kartoffelroulade:** ca. 500 g mehlige Kartoffeln (mit Schale), weich gedämpft · 200 g feines Dinkelmehl (Vollwert) · 2 Eier oder 4 Wachteleier (oder 2 El Sojamehl) · Steinsalz · Pfeffer aus der Mühle · 1 TL fein geschnittene Thymianblätter · frisch geriebene Muskatnuss · 10 g Alsan-S-Margarine
**Füllung:** 100 g frische Steinpilze (oder andere Pilze), geputzt und klein geschnitten · 10 g Alsan-S-Margarine · 50 g fein geschnittene Zwiebeln · 1 TL Thymianblätter · Thymian-Basensoße (siehe Rezept Seite 87)

- Die Kartoffeln noch heiß pellen, etwas abkühlen lassen und durchpressen.
- Mit Dinkelmehl (Eiern) und Gewürzen vermischen (nicht kneten) und gut abschmecken.

- Den Teig auf eine nass ausgedrückte Serviette (Küchentuch oder Bratfolie) legen, ca. 2 cm ausrollen, mit dem Pilzragout bestreichen und einrollen.
- Die Serviette an beiden Enden gut zubinden und die Roulade in kochendem Wasser ca. 20 Minuten kochen lassen.
- Serviette entfernen, von der Roulade 6 dicke Scheiben abschneiden und diese in einer beschichteten Pfanne mit Margarine beidseitig kurz anbraten.
- Mit Basensoße servieren und mit frischen Kräutern garnieren.

- Für die Steinpilzfüllung Zwiebel in einer großen Pfanne mit Margarine anschwitzen.
- Die Pilze dazugeben, ebenfalls kurz anschwitzen und mit Salz, Pfeffer und Thymian würzen. Gut abschmecken.

*Tipp*
Wird die Kartoffelroulade ohne Eier gemacht, so kann man zur Hälfte Hartweizengrieß und die jeweils angegebene Menge Sojamehl zum Teig mischen.

## Kartoffelpizza mit Auberginenragout und Schafskäse

### Zutaten (2 Portionen)

**4 mittelgroße mehlige Kartoffeln, geschält · 2 EL Olivenöl · 1 Eigelb oder 2 Wachteleier (kann auch weggelassen werden) · Steinsalz, Muskatnuss · frischer Thymian und Ingwer · 4 Scheiben Schafskäse · 1 mittelgroße Aubergine · 2 EL Tomatenmark · 2 zerdrückte Knoblauchzehen · 1 EL Olivenöl · 50 g Jungzwiebeln, fein geschnitten · frisches Basilikum · Vollsalz, Pfeffer**

- Aubergine in kleine Würfel schneiden.
- Zwiebel in einer Pfanne mit Olivenöl goldgelb rösten, Auberginenwürfel mitrösten.
- Mit Tomatenmark, Ingwer, Knoblauch und feinen Basilikumstreifen sowie Salz und Pfeffer abschmecken.
- Die Kartoffeln auf der feinsten Reibe raffeln, den Saft ausdrücken, mit (Eigelb,) Salz, Thymian, Muskatnuss und Pfeffer vermischen.

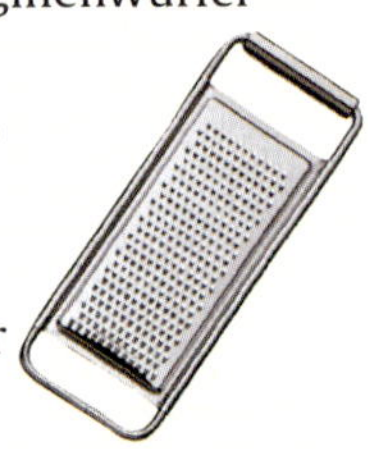

- In einer Pfanne mit Olivenöl dünne Kartoffelreibekuchen beidseitig herausbacken.
- Diese mit dem heißen Auberginenragout und mit Schafskäse belegen. Eventuell kurz überbacken und mit Frischkräutern garnieren.

Tipp
Zu allen Gerichten kann man die auf Seite 87 beschriebene Kräuter-Basensoße dazugeben!

## Baked Potatoes mit Schafsquark und Gemüsegulasch

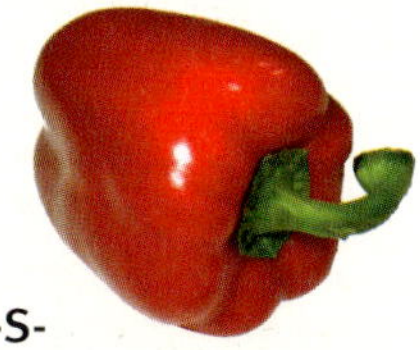

### Zutaten (2 Portionen)

**Baked Potatoes:** 4 große mehlige Kartoffeln mit Schale · 200 g milder Schafskäse · Bratfolie (Alufolie) · Steinsalz
**Gemüsegulasch:** je eine gelbe und grüne Zucchini oder grüne und rote Paprikaschote, halbiert, entkernt und in Streifen geschnitten · 20 g Alsan-S-Margarine · 50 g fein geschnittene Zwiebeln · 2 zerdrückte Knoblauchzehen · 100 g frische feste Champignons, geviertelt · 1 EL Tomatenmark · 1 Bund frischer Oregano oder Majoran, fein geschnitten · Vollsalz, Pfeffer · $^1/_8$ l Gemüsebrühe

- Die gut gewaschenen Kartoffeln in Folie wickeln und im heißen Backofen auf Salzunterlage garen, bis sie weich sind (ca. 1 Stunde).
- Dann die Folie einschneiden (eventuell entfernen), die Kartoffeln auseinanderdrücken und den Schafsquark einfüllen. Mit frischen Kräutern garnieren.

- Für das Gemüsegulasch die Zwiebeln und den Paprika in einer großen Pfanne anbraten, dann die Champignons mitbraten.
- Das Tomatenmark dazugeben, mit Gemüsebrühe aufgießen und die Flüssigkeit reduzieren lassen.
- Mit Salz, Pfeffer, Knoblauch und den feinen Kräutern würzen und abschmecken (eventuell mit $^1/_8$ l Basen-Kräutersoße, siehe Seite 87). Zu den Kartoffeln servieren.

## Kartoffelgulasch mit Puten-Leberkäse

### Zutaten (2 Portionen)

300 g Kartoffeln, geschält · 100 g Puten-Leberkäse · 100 g Zwiebeln · 50 g Tomatenmark · ca. $^1/_2$ l Wasser · 2 Knoblauchzehen, Steinsalz · Kümmel, gemahlen · Thymian, frisch · 1 EL Paprikapulver, edelsüß · 1 EL Apfelessig, natur · 2 EL Öl · 10 g Alsan-S-Margarine · 1 Lorbeerblatt · Pfeffer · evtl. Schafsjogurt zum Garnieren

- Öl und Alsan-S-Margarine in eine Stielkasserolle geben.
- Klein geschnittene Zwiebel und zerdrückten Knoblauch darin goldgelb anbraten.
- Mit Paprikapulver und Tomatenmark verrühren.

- Kartoffeln vierteln und zugeben.
- Mit gemahlenem Kümmel, Lorbeerblatt, Salz und Pfeffer würzen.
- Wasser zugeben. Langsam weich kochen.
- Zuletzt den grob geschnittenen Leberkäse untermischen und das Gulasch mit Apfelessig und Thymianblättern abschmecken.
- Anrichten und eventuell mit Schafsjogurt garnieren.

## Hirsering mit Gemüseragout und Parmesan

### Zutaten (2 Portionen)

**Hirsering: 1 Tasse Goldkernhirse · 10 g Alsan-S-Margarine · 50 g Lauch · 2–3 Tassen Wasser · $^1/_8$ l Basensoße (siehe Seite 87) · 1 EL frisch geschnittene Majoranblätter · Steinsalz · 40 g frisch geriebener Parmesan oder Hartkäse von Schaf/Ziege**
**Gemüseragout: $^1/_8$ l Basensoße · ca. 250 g gemischtes Gemüse wie Kohl, Kraut, Kohlrabi, Blumenkohl und Bohnen**

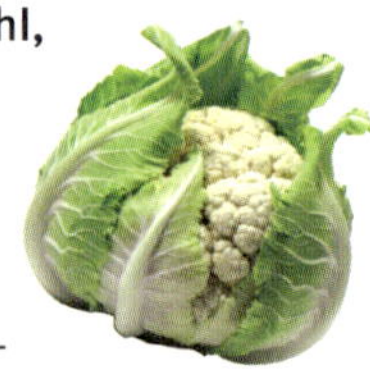

- Lauch klein schneiden und in einem Kochtopf mit Margarine anschwitzen.
- Die Hirse anschwitzen, mit Wasser auffüllen und zugedeckt ausquellen lassen (ca. 20 Minuten).
- Mit Salz und Majoran würzen. Den Käse und die Basensoße untermischen.
- In einen kalt ausgespülten Reisring pressen und auf Teller stürzen. Das Gemüseragout in die Mitte füllen und mit Frischkräutern garnieren. Etwas Basensoße extra dazureichen!

- Für das Gemüseragout das Gemüse putzen, waschen, in größere Stücke schneiden und im Dampftopf weich garen.
- Mit Basensoße mischen, mit Kräutern, Salz und Muskat abschmecken.

## Hirseauflauf mit Basensoße und buntem Gemüse

### Zutaten (2 Portionen)

**150 g Goldkernhirse · ca. 400 ml Wasser · je 50 g Zwiebeln, Zucchini gelb und grün, Paprikaschoten, rot · 20 g Alsan-S-Margarine · Steinsalz · 1 Bund Oregano, frisch · Pfeffer · 100 g zerkleinerter Schafskäse · 120 g Schafsjogurt · Basensoße (siehe Seite 87)**

- Zwiebel fein schneiden, Zucchini und Paprika in kleine Würfel oder Scheiben schneiden.

- Alles in einem Kochtopf mit Margarine anbraten, Hirse zugeben, kurz anschwitzen und mit Wasser auffüllen.
- Einmal aufkochen lassen, dann bei mäßiger Hitze zugedeckt ausquellen lassen (ca. 20 Minuten), bis die Hirse schön aufbricht und weich wird.
- Hirse in eine Schüssel geben, mit Schafskäse und Jogurt mischen, mit Salz und Pfeffer würzen.
- In eine gefettete Auflaufform füllen und im Ofen kurz überbacken.
- Portionen herausstechen, mit etwas Käse, Jogurt und Oregano garnieren. Dazu etwas Basensoße reichen.

## Hirseeintopf mit Gemüse

### Zutaten (2 Portionen):

**150 g Goldkernhirse · je 50 g Zwiebeln, Karotten, Sellerie, Zucchini, Lauch und Petersilienwurzel · 10 g Alsan-S-Margarine · Steinsalz · Pfeffer · 1 EL frische Majoranblätter · ca. 1 l Gemüsebrühe (siehe Seite 71) oder Wasser**

- Das Gemüse klein schneiden, die Zwiebel fein hacken.
- In einem Kochtopf Zwiebel und das geschnittene Gemüse (außer Zucchini) in Margarine anschwitzen, die Hirse zugeben, umrühren und mit Gemüsebrühe aufgießen. Salzen und weich kochen lassen.
- Das Zucchinigemüse kurz vor dem Abschmecken dazugeben.
- Mit Salz, Pfeffer und frischem Majoran (eventuell pflanzliche Streuwürze ohne Hefe) würzen.

## Hirsotto mit Gemüsegulasch und Thymiansoße

### Zutaten (2 Portionen)

**Hirsotto:** 1 Tasse Goldkernhirse (150 g) · 50 g Jungzwiebel · 2–3 Tassen Gemüsebrühe (siehe Seite 71) · Steinsalz · 10 g Alsan-S-Margarine · ca. $^1/_8$ l Majoran-Basensoße (siehe Seite 87)

**Gemüsegulasch:** ca. 250 g Gemüse, wie gelbe Rüben, Karotten, Zucchini, Stangensellerie, Jungzwiebel · frischer Majoran · Steinsalz · Muskatnuss · Ingwer, frisch · ca. $^1/_8$ l Majoran-Basensoße · 10 g Alsan-S-Margarine

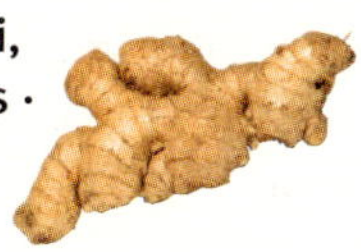

- Jungzwiebel klein schneiden und in einer Kasserolle mit Alsan anschwitzen.
- Die gewaschene und abgetropfte Hirse zugeben und ebenfalls kurz anschwitzen.

- Mit etwas Gemüsebrühe aufgießen und langsam köcheln lassen, bis die Hirse aufbricht und weich wird. Immer wieder etwas Gemüsebrühe dazugießen und wieder umrühren (wie bei einem Risotto).
- Zuletzt salzen und gut auflockern.
- Das Hirsotto darf nicht trocken sein, deshalb mit Basensoße strecken und eventuell nachwürzen.
- Mit einem Eisportionierer auf den Tellern anrichten.

- Für das Gemüsegulasch das Gemüse schälen und gefällig schneiden.
- Die Jungzwiebel in Ringe schneiden und in Alsan-S-Margarine anschwitzen.
- Zucchini in Scheiben geschnitten mitbraten und mit Majoranblättern, Salz, Ingwer und Muskat würzen.
- Das restliche Gemüse am besten im Kocheinsatz weich dämpfen und dazumischen.
- Die Basensoße daruntermischen und gut abschmecken.
- Mit etwas Schafsjogurt und frischem Majoran garnieren.

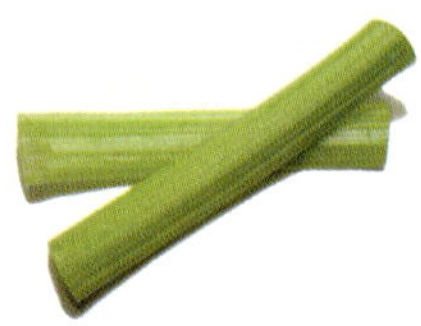

## Hirsenockerln mit pikantem Gemüse-Ratatouille, Knoblauch und Schafsjogurt

### Zutaten (2 Portionen)

**Hirsenockerl: 150 g Goldkernhirse · 300 ml Wasser · 10 g Alsan-S-Margarine · Vollsalz · 3 Knoblauchzehen oder 1 Bund Bärlauch · $^1/_8$ l Schafsjogurt · 50 g Zwiebel**
**Gemüse-Ratatouille: 50 g Zwiebel · 2 Knoblauchzehen · 2 EL Tomatenmark, natur · 100 g Auberginen · 100 g Zucchini · 50 g Stangensellerie · 50 g Karotten oder gelbe Rüben · 2 EL Olivenöl · Steinsalz · Pfeffer aus der Mühle · 1 Becher Schafsjogurt · $^1/_8$ l Basensoße (siehe Seite 87)**

- Feingeschnittene Zwiebel in einem Kochtopf mit Margarine anschwitzen, die Hirse dazugeben, wieder kurz anschwitzen und mit Wasser auffüllen.
- Einmal aufkochen lassen, dann auf Stufe 1 ca. 20 Minuten zugedeckt ausquellen lassen. Den Kochtopf vom Herd nehmen und zugedeckt weitere 20 Minuten stehen lassen, damit die Hirse schön aufbricht.
- Mit in Streifen geschnittenem Bärlauch oder mit zerdrückten Knoblauchzehen, Salz und Pfeffer aus der Mühle würzen.
- Das Schafsjogurt untermischen, mit einer Fleischgabel auflockern und mit einem ovalen Eisportionierer Nockerln anrichten.
- Für das Ratatouille das Gemüse grob würfeln, Karotten in Scheiben schneiden.

- Die Karotten und den Stangensellerie im Kocheinsatz weich dämpfen.
- Die Zwiebel in einer großen Pfanne mit Olivenöl anschwitzen, dann Zucchini und Auberginen mit Knoblauch dazugeben und mitbraten. Mit Tomatenmark, Oregano, Salz, Pfeffer und Basensoße abschmecken. Zu den Hirsenockerln servieren.

## Hirseplätzchen mit Gemüse-Ratatouille, Mangold oder Spinat und Kräuterdip

### Zutaten (2 Portionen)

**Hirseplätzchen:** 1 Tasse Goldkernhirse · 1 $^1/_2$ Tassen Wasser oder Gemüsebrühe · 10 g Alsan-S-Margarine · 50 g fein geschnittene Zwiebeln · 1 EL frisch gehackte Majoranblätter · Steinsalz · Pfeffer aus der Mühle · 2 EL Schafsjogurt oder Schafskäse, gerieben
**Gemüse-Ratatouille:** je 50 g grobe Zwiebelwürfel, Paprikaschoten grün und gelb, Auberginenwürfel, Zucchinischeiben (gelb und grün) · Tomatenviertel, geschält und entkernt · 50 g Mangold oder Spinat · 10 g Alsan-S-Margarine · Steinsalz · Pfeffer aus der Mühle · ca. $^1/_8$ l Basensoße (siehe Seite 87) · 2 Knoblauchzehen, gepresst · 2 EL frisches Basilikum · ca. $^1/_8$ l Gemüsebrühe
**Kräuterdip:** 2 EL Olivenöl · 3 EL fein geschnittenes Basilikum · 1 EL Schafsjogurt oder Mandeln · Steinsalz

- Hirse unter kaltem Wasser in einem Haarsieb waschen und gut abtropfen lassen.
- Zwiebel in einem Kochtopf mit Margarine anschwitzen, Hirse zugeben, durchrühren und mit Gemüsebrühe auffüllen. Einmal aufkochen und bei reduzierter Hitze zugedeckt aufquellen lassen, bis die Hirse schön aufbricht und weich ist. Dann mit einer Fleischgabel auflockern.
- Die Hirse in eine Schüssel geben, mit Jogurt oder Käse vermischen und mit Majoran, Salz und Pfeffer gut abschmecken.
- Die Masse (im Wasserbad warm halten) mit einem großen Eisportionierer anrichten und etwas flach drücken.

- Für das Gemüse-Ratatouille sämtliches Gemüse ungefähr gleich groß schneiden.
- Zwiebel in einer großen Pfanne mit Margarine anschwitzen; Paprika, Zucchini, Auberginen sowie Mangold oder Spinat zugeben, wieder kurz anschwitzen und mit Gemüsebrühe aufgießen.
- Mit Knoblauch, Salz und Pfeffer würzen und auf „Biss“ weichdünsten.
- Dann die Tomaten, Basensoße und frisches Basilikum untermischen.

- Für den Kräuterdip Basilikumblätter im Mixer mit Öl und Schafsjogurt zu einer dicken Paste mixen und etwas salzen.

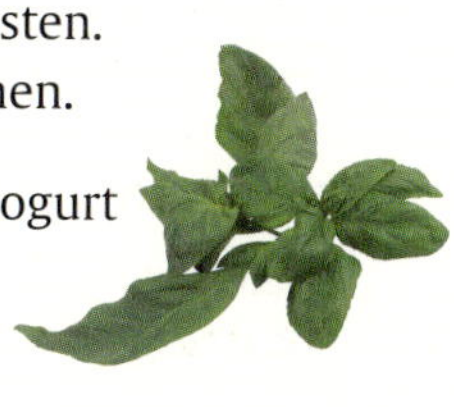

## Hirsenudeln mit Steinpilzragout

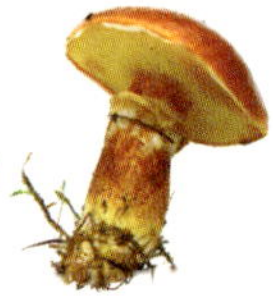

### Zutaten (2 Portionen)

**Hirsenudeln:** 100 g fein gemahlene Hirse (Dinkel oder Weizen) · 100 g Hartweizengrieß · 2 Eier (falls erlaubt, sonst mehr Wasser) · 2 EL Olivenöl · eventuell 1 EL fein gehacktes Basilikum

**Steinpilzsoße:** 50 g Jungzwiebeln oder Schalotten · 150 g Steinpilze (oder Champignons, Pfifferlinge) · eventuell $^1/_8$ l trockener Weißwein (oder Gemüsebrühe) · $^1/_8$ l Schafsmilch · $^1/_8$ l Basensoße (siehe Seite 87) · 1 Bund Kerbel, fein geschnitten · Pfeffer aus der Mühle · Steinsalz · 10 g Alsan-S-Margarine

- Für den Nudelteig die Zutaten zu einem Teig kneten und ca. 1 Stunde (mit Klarsichtfolie abgedeckt) ruhen lassen. Der Teig soll ziemlich fest sein, im Bedarfsfall gibt man etwas Wasser dazu.
- Mithilfe einer kleinen Nudelmaschine den Teig weiter verarbeiten.
- Die Nudeln in Salzwasser „al dente" kochen, abseihen, anrichten, mit Butterflocken bestreuen und mit der Steinpilzsoße servieren.

- Für die Steinpilzsoße klein geschnittene Zwiebel in einer großen Pfanne mit Margarine anbraten.
- Die geputzten, blättrig geschnittenen Steinpilze kurz mitbraten und (falls erlaubt) mit Weißwein ablöschen.
- Bis zur Hälfte reduzieren lassen, Milch zugeben und wieder einkochen lassen, bis die Soße leicht sämig wird.
- Mit Salz, Pfeffer und Kerbel abschmecken. Zum Schluss mit gut gewürzter Basensoße (Majoran oder Kerbel) verlängern.

## Hirsenudeln „Carbonara"

### Zutaten (2 Portionen)

**Hirsenudeln:** 250 g fein gemahlenes Dinkel- und Hirsemehl (je zur Hälfte gemischt) · 1 TL Steinsalz · 1 Ei (oder 2 Wachteleier oder mehr Wasser) · 6–8 EL Wasser oder Sojamilch

**Carbonara-Soße:** 10 g Alsan-S-Margarine · 50 g Zwiebeln · 50 g Putenschinken · 1 EL gehackte Petersilie · $^1/_4$ l Schafs- oder Sojamilch · Steinsalz, Pfeffer aus der Mühle · 2 Knoblauchzehen · 1–2 Eier · eventuell 10 g Alsan-S-Margarine und 10 g Dinkelmehl miteinander verkneten

- Mehl, Salz (Ei) und Flüssigkeit in einer Schüssel gut vermischen und zu einem glatten, nicht zu festen Teig verkneten (gut 20 Minuten). Den Teig unbedingt einige Stunden, am besten über Nacht mit Folie zugedeckt ruhen lassen.

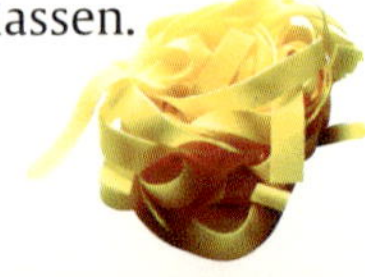

- Mit der Nudelmaschine feine Nudeln herstellen.
- Die Schnittflächen gut bemehlen, dann die Nudeln in Salzwasser mit 1 EL Öl geben und „al dente" (mit Biss) kochen. Mit Carbonara-Soße servieren.

- Für die Carbonara-Soße fein geschnittene Zwiebel in Margarine mit zerdrücktem Knoblauch anbraten.
- Fein geschnittenen Putenschinken zugeben und kurz mitrösten.
- Mit Milch aufgießen und ca. zur Hälfte einkochen lassen, bis die Soße dicklich wird – eventuell mit Mehlbutterflocken auf die gewünschte Konsistenz bringen.
- Soße vom Herd nehmen, die aufgeschlagenen Eier einrühren und stocken lassen.
- Mit Salz, Petersilie und Pfeffer abschmecken und auf den Nudeln anrichten.

## Gefüllte Zucchini mit Polentanockerln und Schafskäse

### Zutaten (2 Portionen)

**2 mittelgroße Zucchini · 30 g fein geschnittene Zwiebel · 10 g Alsan-S-Margarine · etwas Meer- oder Steinsalz · 1 Knoblauchzehe · 100 g Tofu · 1 EL Oreganoblätter · 2–3 EL Schafs- oder Sojamilch · Pfeffer aus der Mühle · eventuell 50 g geschälte und gewürfelte Tomaten**

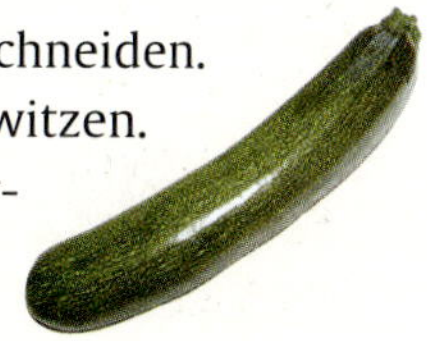

- Zucchini waschen, Strunk entfernen und der Länge nach durchschneiden.
- Fein geschnittene Zwiebel in einer Pfanne mit Margarine anschwitzen.
- Zerdrückten Tofu dazugeben, mit Milch vermischen und mit zerdrücktem Knoblauch, Majoran, Salz und Pfeffer würzen.
- Zuletzt Tomatenwürfel unterheben.
- Die Zucchini im Kocheinsatz weich dämpfen und mit dem Tofu-Ragout füllen, eventuell mit etwas Schafskäse kurz überbacken oder bestreuen.
- Polentanockerln siehe Seite 87, Basensoße siehe Seite 87.

## Buchweizenfrikadellen mit Gemüsegulasch, Ei und Kräuter-Basensoße

### Zutaten (2 Portionen)

**150 g Buchweizen (ganzes Korn) · ca. 300 g Wasser · 1 Eigelb (oder 3 EL Basensoße) · 10 g Alsan-Margarine · 50 g Zwiebeln · 50 g Champignons · 1 Bund Thymian · Steinsalz · Pfeffer aus der Mühle · 2 Knoblauchzehen · 1 EL Olivenöl**

- Zwiebel klein schneiden, Champignons blättrig schneiden.
- Beides in einer Kasserolle mit Margarine anschwitzen.
- Buchweizen und zerdrückten Knoblauch zugeben und mit Wasser auffüllen.

- Einmal aufkochen lassen, dann bei mäßiger Hitze zugedeckt ausquellen lassen (ca. 20 Minuten). Wenn das Getreide weich ist, in eine Schüssel geben und abkühlen lassen.
- Mit Eigelb, Thymian, Salz und Pfeffer abschmecken.
- Aus der Masse kleine Fladen formen und diese in einer Pfanne mit Olivenöl beidseitig kurz braten.
- Die Fladen mit Schafsjogurt und frischem Thymian garnieren.
- Dazu serviert man Basensoße (siehe Seite 87) und Gemüsegulasch (siehe Seite 93).

## Buchweizennockerln mit Fenchelgemüse und Thymiansoße

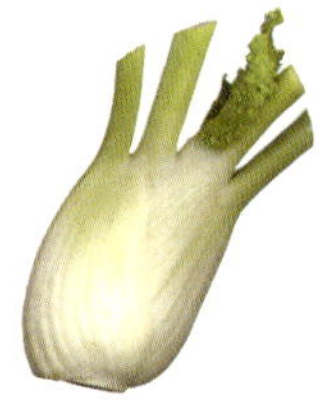

### Zutaten (2 Portionen)

**Buchweizennockerln: 150 g Buchweizen · 300 g Gemüsebrühe (siehe Seite 71) oder Wasser · 20 g Alsan-S-Margarine · 50 g Lauch · 50 g gelbe Rüben oder Karotten · Vollsalz · etwas Galgant-Wurzel oder Ingwer, fein gemahlen bzw. geschnitten · 50 g fein zerkleinerter Schafskäse · ca. 80 g Schafsjogurt · 10 frische, fein geschnittene Salbeiblätter**
**Fenchelgemüse: 2 Fenchelknollen · Fenchelgrün · 10 g Alsan-S-Margarine · je 60 ml Gemüsebrühe, eventuell Weißwein (trocken), Schafsmilch und Basensoße (siehe Seite 87) · Steinsalz**

- Lauch und gelbe Rüben klein schneiden und in einer Kasserolle mit Alsan anschwitzen.
- Buchweizen zugeben, ebenfalls kurz anschwitzen und mit Gemüsebrühe oder Wasser aufgießen.
- Salzen, einmal aufkochen lassen, Kochplatte zurückschalten und zugedeckt ca. 20 Minuten ausquellen lassen, bis der Buchweizen schön aufgebrochen und weich ist.
- Schafskäse und Jogurt untermischen (vorher mit Fleischgabel lockern), mit Galgant, Salz und Salbeiblättern gut abschmecken.
- Mit einem ovalen Eisportionierer schöne Nockerln auf Tellern anrichten und mit Basensoße und Fenchelgemüse servieren.

- Für das Fenchelgemüse die Fenchelknollen putzen, halbieren, Strunk entfernen und mit dem Grün in Streifen schneiden.
- In einer Pfanne mit Alsan anschwitzen.
- Mit Gemüsebrühe oder eventuell Weißwein ablöschen, kurz reduzieren, Schafsmilch zugeben und Fenchel weich dünsten.
- Dann mit Basensoße mischen und mit Fenchelgrün und etwas Salz abschmecken.

*Tipp* Reis, Buchweizen und Hirse können in reichlich Wasser gekocht und abgetropft werden. Erkaltet kann man am nächsten Tag tolle Gerichte daraus machen.

## Buchweizenrisotto mit Gemüse und Pilzen

### Zutaten (2 Portionen)

**Buchweizenrisotto:** 1 Tasse Buchweizen (150 g) · 50 g Jungzwiebel · 2–3 Tassen Gemüsebrühe (siehe Seite 71) · Steinsalz · 10 g Alsan-S-Margarine · ca. $^1/_8$ l Majoran-Basensoße (siehe Seite 87) · 1 EL frische Majoranblätter
**Gemüse:** ca. 150 g Gemüse, wie Karotten, Zucchini, gelbe Rüben · 30 g Zwiebel · 1 EL Olivenöl · 100 g Pfifferlinge · 1 TL Kerbel, frisch · Salz · Pfeffer · Ingwer

- Fein geschnittene Zwiebel in Margarine anschwitzen, Buchweizen zugeben, kurz rösten und mit Gemüsebrühe aufgießen.
- Zugedeckt (ca. 20 Minuten) ausquellen lassen, salzen und mit frisch geschnittenen Majoranblättern abschmecken.
- Das Gemüse in gefällige Scheiben schneiden und im Kocheinsatz weich dämpfen (Zucchini später zugeben).
- Pilze putzen, Zwiebel klein schneiden und beides in einer Kasserolle mit Olivenöl anbraten.
- Basensoße zugeben und mit Salz, Pfeffer, Ingwer und Kerbel abschmecken.
- Zuletzt das gedämpfte Gemüse dazumischen und nochmals nachwürzen.
- Das Risotto mit einem Reisring anrichten und das Gemüse mit den Pilzen in die Mitte geben. Mit Kerbel garnieren.

*Tipp* Buchweizen ist ein Knöterichgewächs. Man kann Buchweizen auch fein mahlen und das Mehl – wie Weizenmehl – verwenden!

## Gemüseschnitzel mit Buchweizenfrikadellen und Schafsjogurt-Creme

### Zutaten (2 Portionen)

**Gemüseschnitzel:** 3 gelbe Rüben oder Karotten · 1 Zucchini · 1 Kartoffel · 1 Eigelb (oder 3 EL Kräutersoße) · Steinsalz, frisch geriebene Muskatnuss · 5 frische Salbeiblätter, fein geschnitten · 10 g Alsan-S-Margarine · 50 g Lauch, fein geschnitten · 2 Knoblauchzehen · 2 EL Olivenöl
**Schafsjogurt-Creme:** 2 Becher Schafsjogurt (ca. 200 g) · Saft einer halben Zitrone · Steinsalz · 2 Knoblauchzehen

- Gelbe Rüben und Zucchini sehr fein reiben.
- Den Lauch in einer beschichteten Pfanne mit Alsan anschwitzen und zugeben.
- Salbei, zerdrückten Knoblauch und Eigelb untermischen. Mit Salz und Muskatnuss abschmecken.
- In einer großen beschichteten Pfanne Olivenöl erhitzen und kleine flache Gemüseschnitzel herausbraten.
- Schafsjogurt mit den Zutaten leicht vermischen (nicht stark rühren) und zum Gemüseschnitzel servieren.

*Hinweis*
Gemüseschnitzel kann man auch auf einem glatten Grill machen. Wichtig ist, dass sie nicht zu dick sind (ca. 1 cm stark) und dass sie „mit Gefühl" beidseitig goldgelb gebraten bzw. gegrillt werden.
Wenn das Getreide leicht gebunden ist, kann man es mit einem Schöpfer oder Eisportionierer leichter anrichten. Auf die Bindung mit Eiern kann man verzichten, wenn man etwas Schafsjogurt, Schafsquark, Schafskäse (gerieben) oder Kräuter-Basensoße zum gegarten Getreide mischt.

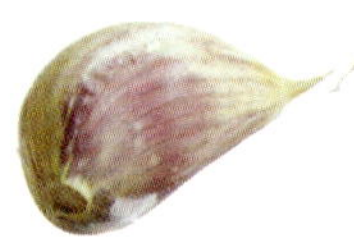

## Gemüselasagne mit Knoblauchdip

### Zutaten (2 Portionen)

**Gemüselasagne:** 1 mittelgroße Aubergine · 2 Zucchini · 1 EL Olivenöl · 1 Bund frisches Basilikum · Zitronensaft · Steinsalz
**Füllung:** 1 EL Olivenöl · 2 Zehen Knoblauch · je 50 g Karotten · Sellerie, Zwiebel · 1 Bund Basilikum · 2 EL Tomatenmark · 100 g zerkleinerter Schafskäse · 10 g Alsan-S-Margarine · Steinsalz, Pfeffer aus der Mühle · $^1/_2$ l Gemüsebrühe (siehe Seite 71)
**Knoblauchdip:** 4 Knoblauchzehen, fein zerdrückt · Steinsalz, Pfeffer · 1 Becher Schafsjogurt · fein geschnittenes Basilikum

- Zuerst für die Füllung feinst geschnittene Zwiebel, Karotten und Sellerie in einer großen Pfanne mit Olivenöl anschwitzen.
- Tomatenmark beigeben, salzen, mit Gemüsebrühe aufgießen und so lange dünsten, bis das Gemüse sehr weich und die Flüssigkeit verdunstet ist.
- Mit Pfeffer, fein zerdrücktem Knoblauch und fein geschnittenem Basilikum und Alsan-S-Margarine gut abschmecken.

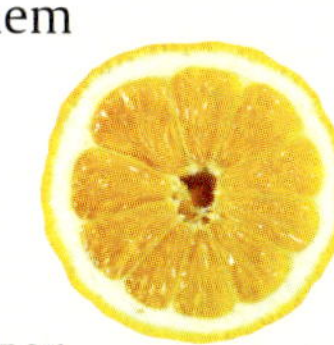

- Für die Gemüselasagne die Aubergine in $^1/_2$ cm dicke Scheiben schneiden, salzen und mit Zitronensaft beträufeln.
- Zucchini der Länge nach in dünne Streifen schneiden und salzen.
- Aubergine und Zucchini in einer großen beschichteten Pfanne mit Olivenöl beidseitig anbraten und mit fein gehacktem Basilikum bestreuen.
- Eine feuerfeste Form ausbuttern, Auberginen- und Zucchinischeiben einlegen und und schichtweise mit dem Gemüseragout bestreichen. Dazwischen jeweils Basilikumstreifen und etwas Schafskäse geben.
- Zum Schluss Schafskäse darüber streuen und im heißen Ofen bei 200 °C ca. 10 Minuten überbacken.

*Tipp*

Die Füllung (= das Sugo) kann auf Vorrat gemacht werden und hält sich gut einige Tage im Kühlschrank. Sie lässt sich ideal statt Fleischsugo verwenden!

## Steinpilz-Kartoffel-Gulasch mit Putenwurst und Schafsjogurt

### Zutaten (2 Portionen)

**300 g mehlige Kartoffeln · 100 g Putenwurst (Frankfurter) · 100 g Zwiebeln · 2 Knoblauchzehen · 1 EL Paprikapulver · 2 EL Olivenöl · 2 EL Tomatenmark (ungesüßt) · 2 Lorbeerblätter · Kümmel, gemahlen · 1 TL frisch gehackter Thymian · 1 l Gemüsebrühe (siehe Seite 71) oder Wasser · Steinsalz · Pfeffer aus der Mühle · 2 EL Schafsjogurt · 50 g getrocknete Steinpilze**

- Zwiebeln fein schneiden, Kartoffeln schälen und in nicht zu große Würfel schneiden.
- Zwiebeln in einem Kochtopf mit Olivenöl goldgelb anbraten, Paprikapulver, getrocknete Steinpilze und Tomatenmark dazugeben und mit Gemüsebrühe aufgießen.
- Die Kartoffelwürfel dazugeben, mit Salz, Pfeffer, Lorbeer, Knoblauch, Kümmel und Thymian würzen und langsam weich kochen lassen. Wenn das Gulasch zu wenig

sämig ist, dann 2 EL Dinkelmehl oder Kartoffelstärke mit 4 EL Wasser verrühren und damit eindicken.

- Die in Scheiben geschnittene Putenwurst dazugeben, eventuell nachwürzen, anrichten und mit je 1 EL Jogurt garnieren.

Hinweis

Zwiebel ist roh genossen leichter verdaulich als gekocht. Daher sollten die Mengen beachtet werden. Am Abend sollte man lieber auf Zwiebeln verzichten, da Blähungsgefahr besteht.

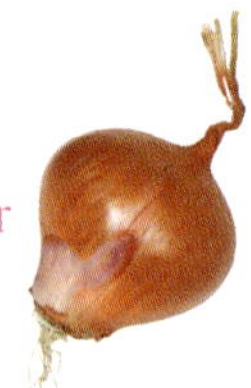

## Zucchini-Kartoffel-Gratin mit Ofenkartoffeln und Thymiansoße

### Zutaten (2 Portionen)

**2 mittelgroße Karotten und Zucchini, in Scheiben geschnitten · 50 g Lauchzwiebel · 10 g Alsan-S-Margarine · ca. $^1/_4$ l Mineralwasser · 1 Eigelb (kann man auch weglassen) · 50 g Schafsjogurt, dick oder Schafsquark · Steinsalz, Muskatnuss · 50 g Schafskäse · je 2 geschälte und halbierte Kartoffeln · Vollsalz, Olivenöl, ganzer Kümmel**

- Kartoffeln der Länge nach durchschneiden, die Kartoffelhälften auf ein gefettetes Backblech setzen, mit Salz und Kümmel bestreuen und im Ofen bei 200 °C etwa 45 Minuten backen, bis sie weich sind.
- Die klein geschnittene Lauchzwiebel in einer großen Pfanne mit Margarine anschwitzen, die Zucchinischeiben dazugeben und anbraten. Wenn die Zucchini bissfest sind, herausnehmen und zur Seite stellen.
- Die Karottenscheiben in die Pfanne geben, mit Mineralwasser auffüllen und weich dünsten. Es darf keine Flüssigkeit zurückbleiben.
- Mit den Kartoffeln zu den Zucchini geben.
- Eigelb (eventuell) mit Jogurt verrühren und unter das Gemüse mischen.
- Mit Salz, Muskat und Pfeffer würzen, den zerkleinerten Schafskäse unterheben, in eine Auflaufform füllen und im vorgeheizten Ofen kurz überbacken.
- Zubereitung der Thymiansoße siehe Seite 87.

## Gefüllte Auberginen mit Fächerkartoffeln und Schafsjogurt

### Zutaten (2 Portionen)

**1 mittelgroße Aubergine · Zitronensaft · 2 EL Olivenöl · 50 g Zwiebel · 100 g Champignons · 100 g Zucchini · 50 g Tomaten · 1 Bund frische Oreganoblätter · Steinsalz · Pfeffer aus der Mühle · $^1/_8$ l Kräuter-Basensoße (siehe Seite 87) · eventuell 50 g Schafsjogurt · 2 mittelgroße Kartoffeln · Steinsalz · Kümmel, gemahlen**

- Die Auberginen der Länge nach halbieren, etwas aushöhlen (Fruchtfleisch wird für die Füllung verwendet) und mit Zitronensaft bestreichen. Auf ein geöltes Backblech legen.
- Die Kartoffeln schälen und so in dünne Scheiben schneiden, dass sie noch an einer Stelle zusammengehalten werden (wie ein Fächer). Zu den Auberginen auf das Backblech legen, salzen, Kümmel daraufstreuen und im vorgeheizten Ofen bei 180 °C 15–20 Minuten backen.

- Für die Füllung klein geschnittene Zwiebel in einer großen Pfanne mit Olivenöl anbraten.
- Das klein geschnittene Fruchtfleisch der ausgehöhlten Aubergine und die blättrig geschnittenen Zucchini und Champignons mitbraten.
- Mit Salz, Pfeffer und fein geschnittenen Oreganoblättern abschmecken und zum Schluss die geschälten Tomatenwürfel untermischen. Mit Basensoße mischen und nochmals abschmecken.
- Diese Gemüsefüllung in die Auberginenhälften füllen und mit Jogurt garnieren. Die Fächerkartoffeln und etwas Kräutersoße gesondert dazu reichen.

*Tipp*

Mit der gleichen Füllung können Sie auch gebratene Kartoffelhälften oder Zucchini- oder Gurkengemüse füllen. Mit Schafskäse gratinieren!

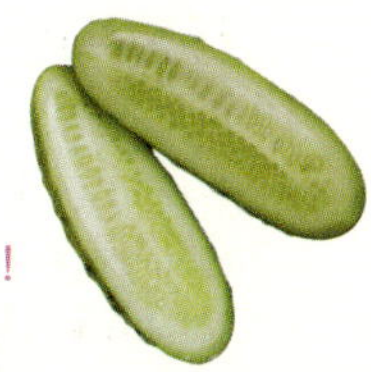

## Gefüllte Auberginen mit Buchweizen, Schafskäse und Tomatenconcassee

### Zutaten (2 Portionen)

**2 Auberginenhälften · etwas Zitronensaft · Steinsalz · Pfeffer aus der Mühle**
**Füllung: 150 g Buchweizen (ganzes Korn) · ca. 300 ml Wasser · 50 g Schalotten · 50 g Pfifferlinge oder Champignons · 50 g fein zerkleinerter Schafs- oder Ziegenkäse · 10 g Alsan-S-Margarine · 1 Eigelb (kann man auch weglassen) · 1 EL fein geschnittene Majoranblätter · eventuell 2 Knoblauchzehen**
**Tomatenconcassee: 150 g Tomaten, geschält und entkernt · 2 EL fein geschnittenes Basilikum, frisch oder in Öl eingelegt · 1 EL Olivenöl · Steinsalz · Pfeffer aus der Mühle · ca. $^1/_8$ l Basensoße (siehe Seite 87) · eventuell 2 Knoblauchzehen**

- Den Buchweizen waschen, abtropfen lassen und mit Margarine in einem Kochtopf mit fein geschnittener Zwiebel, zerdrücktem Knoblauch und Pilzen anschwitzen.
- Mit Wasser auffüllen und zugedeckt ca. 20 Minuten ausquellen lassen.

- Käse (und eventuell Eigelb oder 2 EL Basensoße) untermischen und mit Majoran und Salz würzen.
- Die Auberginenhälften etwas aushöhlen, das Fruchtfleisch kleinschneiden, mit Zitronensaft, Salz und Pfeffer würzen und mit dem Buchweizen mischen.
- Diese Mischung in die Auberginenhälften füllen und mit etwas Käse belegen.
- Im Ofen bei 180 °C kurz überbacken. Mit Tomatenconcassee servieren.

- Für das Tomatenconcassee die geschälten Tomaten in kleinere Würfel schneiden und in einer Pfanne mit Olivenöl kurz anschwitzen.
- Zerdrückten Knoblauch und Basilikum zugeben und mit Salz und Pfeffer abschmecken. Mit etwas Basensoße mischen.

*Tipp*
Diese Füllung können Sie auch für Hirselaibchen oder für andere Getreidegerichte als Garnitur verwenden!

## Geschmortes Fenchelgemüse mit Bircher-Benner-Kartoffeln

### Zutaten (2 Portionen)

**3–4 mittelgroße Fenchelknollen mit Fenchelgrün · 1/4 l Schafsmilch (Sahne) oder Basensoße · 50 g Schalotten · 2 EL Olivenöl (oder 10 g Alsan-S-Margarine) · 4 mittelgroße mehlige Kartoffeln · Kümmel**

- Die Kartoffeln sauber waschen, abtrocknen, der Länge nach halbieren, auf ein gefettetes Backblech legen, mit Kümmel bestreuen und im Backofen bei 200 °C ca. 40 Minuten garen.
- Die Fenchelknollen putzen, eventuell die äußeren Schalen entfernen und die Knollen der Länge nach halbieren.
- Die Schalotten und das Fenchelgrün klein schneiden, in einer Stielpfanne anschwitzen, Fenchel kurz anbraten und mit Schafsmilch aufgießen.
- Bei kleiner Hitze so lange zugedeckt einkochen lassen, bis der Fenchel weich ist.
- Den Fenchel herausnehmen, warm halten und die Flüssigkeit so lange reduzieren lassen, bis eine leicht dickliche Soße entsteht (eventuell mit etwas Kräuter-Basensoße strecken, siehe Seite 87).
- Soße über den Fenchel gießen und diesen zusammen mit den Kartoffeln servieren.

## Gemüseauflauf mit Kerbelsoße

### Zutaten (2 Portionen)

**50 g junger Lauch oder Zwiebel · 300 g gemischtes Gemüse wie Kohl, Karotten, gelbe Rüben, Mangold bzw. Spinat, Sellerie · frische Kräuter wie Thymian, Majoran und Oregano · 50 g fein geriebener Schafskäse · Steinsalz · Muskatnuss · 10 g Alsan-S-Margarine**

- Das Gemüse gefällig schneiden und im Kocheinsatz weich dämpfen.
- Fein geschnittenen Lauch oder Zwiebel in einem Kochgeschirr mit Margarine anschwitzen, das gedämpfte Gemüse dazugeben, mit den fein geschnittenen Kräutern, Salz und Muskat würzen.
- Den geriebenen Käse untermengen und das Gemüse im heißen Ofen kurz überbacken.
- Kerbelsoße (siehe Grundrezept Basensoße, Seite 87) mit frischem Kerbel zubereiten.

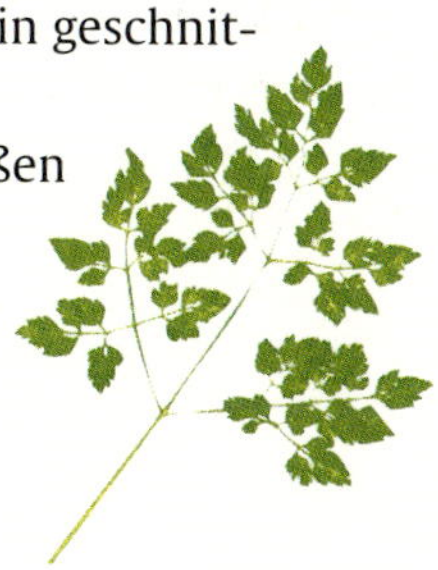

# Gerichte mit Fleisch und Fisch

## Fischrisotto mit Basilikumsoße

### Zutaten (2 Portionen)

**100 g Vollwertreis (= Reis mit Silberhäutchen) · 50 g Calamari, frisch · 50 g Shrimps, frisch · 30 g Lauch · 30 g gelbe Rüben · 2 Knoblauchzehen · 1 EL fein geschnittene Basilikumblätter oder 1 TL gehackte Petersilie · 2 EL Olivenöl · 20 g fein gehackte Schalotten · 200 g Wasser oder Fischsud · 3–4 Safranfäden · Pfeffer aus der Mühle · Basilikumsoße (siehe Seite 87)**

- Fein geschnittenen Lauch mit Schalotten, Reis und Knoblauch in einer Kasserolle mit Olivenöl anschwitzen.
- Mit Wasser oder Fischsud aufgießen, salzen und unter Rühren langsam weich werden lassen.
- Calamari in kleinere Stücke schneiden und mit dem Safran dazugeben.
- Zuletzt die frischen Shrimps untermischen und mit Basilikum und Pfeffer aus der Mühle abschmecken.

- Mit einem großen Eisportionierer anrichten und eventuell mit separat gebratenen Calamari (oder anderen Fischen) und Shrimps garnieren. Mit Basilikum-Basensoße servieren.

*Tipp* Verwendet man zum Fischrisotto andere Fische, die zarter sind als Calamari, so werden diese extra angebraten und dem Risotto zum Schluss dazugegeben.

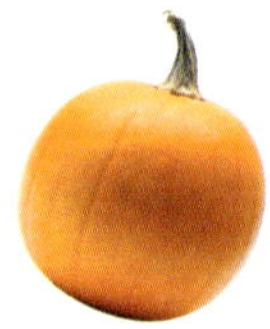

## Saiblingfilet mit Lauchsoße, Sojasprossen und Kürbisgemüse

### Zutaten (2 Portionen)

**2 Saiblingfilets à 100 g · 1 TL Olivenöl · 1 EL fein geschnittenes Basilikum · Steinsalz · Pfeffer aus der Mühle · 1 TL Zitronensaft · 2 EL frische Sojasprossen**
**Lauchsoße: 100 g mehlige Kartoffeln, geschält und klein geschnitten · 50 g Lauchgemüse, klein geschnitten · 10 g Alsan-S-Margarine · $^1/_4$ l Gemüsebrühe oder Wasser · Steinsalz, Pfeffer aus der Mühle · 2–3 EL Schafsmilch**
**Kürbisgemüse: 200 g Kürbis (geschält, entkernt, klein geschnitten) · 30 g Zwiebel · 10 g Alsan-S-Margarine · 1 TL frische Thymianblätter · Steinsalz, Pfeffer aus der Mühle, Muskatnuss · 2 EL Kürbiskerne, geröstet · $^1/_8$ l Basensoße (Rezept siehe Seite 87)**

- Die Lauchsoße aus den oben genannten Zutaten zubereiten wie auf Seite 87 beschrieben (Rezept Basensoße).
- Die Filets mit Basilikum, Zitronensaft, Salz und Pfeffer würzen und in einer beschichteten Pfanne mit Olivenöl beidseitig „rosa“ braten, mit Sojasprossen garnieren.
- Das Kürbisgemüse im Kocheinsatz weich dämpfen.
- Klein geschnittene Zwiebel in einer großen Pfanne mit Margarine anschwitzen, gedämpftes Kürbisgemüse zugeben, mit Basensoße mischen und mit Thymian, Salz, Muskat und Pfeffer abschmecken.
- Mit gerösteten Kürbiskernen bestreuen.

*Hinweis* Achten Sie beim Kauf von ganzen Fischen darauf, dass die Kiemen rot und die Augen klar sind und das Fleisch fest ist. Der Fisch darf niemals riechen! Für dieses Rezept können Sie auch jeden anderen filetierten Fisch verwenden. Auf das Wenden im Mehl kann verzichtet werden.

## Gegrilltes Kalbs- oder Putenschnitzel mit Rosmarinsoße und Gemüsegarnitur

### Zutaten (2 Portionen)

**2 Schnitzel à 100 g · Steinsalz · Pfeffer aus der Mühle · 1 TL Öl · Rosmarin-Basensoße (siehe Rezept Seite 87) mit frischem Rosmarin**
**Gemüsegarnitur: Je 2 Blumenkohl- und Brokkolirosen · 100 g Mangold bzw. Spinat · 4–6 junge Karotten · 60 ml Basensoße · 10 g Alsan-S-Margarine · Steinsalz, Pfeffer**

- Zuerst die Basensoße bereiten (siehe Seite 87).
- Brokkoli, Blumenkohl und Karotten weich dämpfen oder kochen (Wasser weiterverwenden), mit etwas Margarine einpinseln und als Garnitur dazureichen.
- Den Mangold bzw. Spinat in größere Stücke schneiden und im Kocheinsatz weich dämpfen. Dann in einer Pfanne mit Margarine und Basensoße schwenken und mit Salz und Pfeffer würzen.
- Die Schnitzel mit Salz und Pfeffer würzen und in einer beschichteten Pfanne mit wenig Öl beidseitig grillen oder braten. Das Fleisch soll zartrosa und saftig sein.

*Tipp* Eventuell ausgelaufener Fleischsaft kann unter die Rosmarin-Basensoße gemischt werden – das rundet den Geschmack ab.

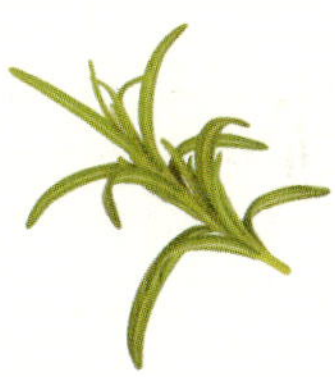

## Gegrilltes Kalbsschnitzel oder Hühnerbrüstchen mit Rosmarinsoße und Blattspinat

### Zutaten (2 Portionen)

**2 Kalbsschnitzel à 100 g (oder 2 Hühnerbrüstchen) · 1 TL Öl · Steinsalz · Pfeffer aus der Mühle · 300 g Blattspinat, frisch und geputzt · 10 g Alsan-S-Margarine · 2 Knoblauchzehen · 1 kleine Zwiebel · 4 EL Schafsmilch**

- Die fein geschnittene Zwiebel und den Knoblauch in einer Pfanne mit Margarine anschwitzen.
- Den gut abgetropften Spinat dazugeben und zusammenfallen lassen.
- Mit Salz und Pfeffer würzen, mit Schafsmilch verfeinern. Eventuell 4 EL Basensoße untermischen (Rezept für Basensoße siehe Seite 87, Rosmarin zugeben).
- Die Kalbsschnitzel salzen, in einer beschichteten Pfanne mit Öl beidseitig saftig braten und mit Spinat und Rosmarinsoße servieren.

# Anti-Pilz-Diät – Stufe 3

## Vorschläge für den Speiseplan

Wie bei Stufe 2 gibt es auch bei Stufe 3 Dinkelfladen oder Dinkel-Sauerteigbrot. Das Frühstücksgetränk bleibt gleich, also verschiedene Kräutertees, die weiterhin ungesüßt getrunken werden.

### Frühstück

Bei Stufe 3 bleibt die Auswahl gleich wie bei Stufe 1 und 2.

Zusätzlich stehen einige weitere Aufstriche zur Wahl:
Käseaufstrich mit Gemüse
Knoblauch-Kartoffel-Aufstrich
Sojaaufstrich mit Rinderschinken
Schafskäseaufstrich mit Thymian

### Mittagessen

Im Unterschied zu Stufe 1 und 2 gibt es bei Stufe 3 als Vorspeise verschiedene Salate mit Jogurt-Dressing.

Weitere Auswahl von Suppen:
Grünkohlsuppe mit Buchweizen
Blumenkohlsuppe
Gurkensuppe mit Dill

Bei Stufe 3 stehen ebenso wie schon in Stufe 2 für das Mittagessen Getreidegerichte zur Auswahl.

### Abendessen

Das Abendessen bleibt gleich wie bei Stufe 1 und 2: Basensuppen oder Aufstriche mit Pellkartoffeln.

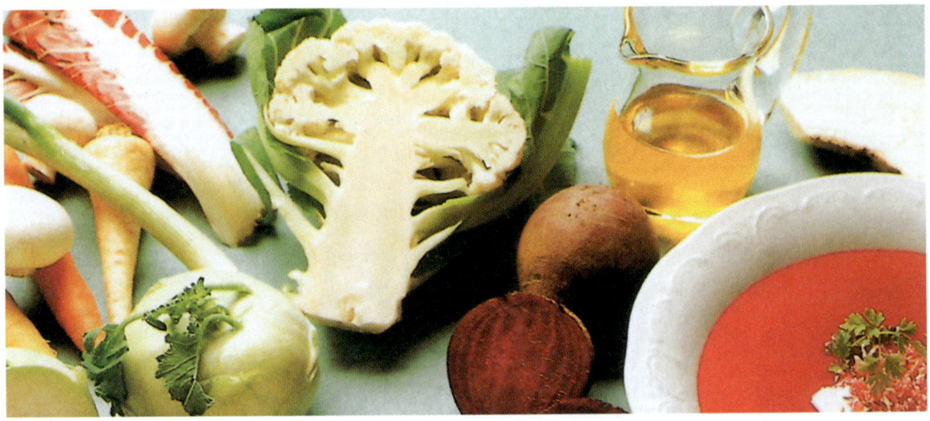

| | Frühstück | Mittagessen | Abendessen |
|---|---|---|---|
| 1. Tag | 1 Kanne Anserinen- oder Zinnkraut-Tee<br>Dinkelfladen oder Sauerteigbrot; Knoblauch-Kartoffelaufstrich | Blumenkohlsuppe oder Gurkensuppe<br>Polenta mit Gemüse und Kerbelsoße | 1 Kanne Anserinen- oder Zinnkraut-Tee<br>Scheiben von warmen Pellkartoffeln; Knoblauch-Kartoffelaufstrich |
| 2. Tag | 1 Kanne Melissen- oder Eberwurz-Tee<br>Dinkelfladen oder Sauerteigbrot; Käseaufstrich mit Gemüse | Gemüse-Basensuppe<br>Hirseauflauf mit Gemüse und Basensoße | 1 Kanne Melissen- oder Eberwurz-Tee<br>Scheiben von warmen Pellkartoffeln mit Schafskäseaufstrich |
| 3. Tag | 1 Kanne Brennnessel- oder Sanikelwurz-Tee<br>Dinkelfladen oder Sauerteigbrot; Sojaaufstrich mit Rinderschinken | Grünkohlsuppe mit Buchweizen<br>Buchweizenpfanne mit Brokkoli | 1 Kanne Brennnessel- oder Sanikelwurz-Tee<br>Scheiben von warmen Kartoffeln; Sojaaufstrich mit Rinderschinken |
| 4. Tag | 1 Kanne Lindenblüten- oder Blutwurz-Tee<br>Dinkelfladen oder Sauerteigbrot mit Avocadoaufstrich | Kürbis-Basensuppe<br>Geschnetzeltes mit Gemüsepüree oder Gemüseeintopf mit Lammfleisch | 1 Kanne Lindenblüten- oder Blutwurz-Tee<br>Scheiben von warmen Kartoffeln mit Avocadoaufstrich |
| 5. Tag | 1 Kanne Waldmeister- oder Angelika-Tee<br>Dinkelfladen oder Sauerteigbrot mit Mandelaufstrich | Minestrone-Gemüsesuppe<br>Vollwert-Reisnockerln mit Knoblauchsoße | 1 Kanne Waldmeister- oder Angelika-Tee<br>Scheiben von warmen Pellkartoffeln mit Mandelaufstrich |
| 6. Tag | 1 Kanne Weidenröschen- oder Citronella-Tee<br>Dinkelfladen oder Sauerteigbrot mit Forellenaufstrich | Karottensuppe<br>Pellkartoffeln mit Alsan-S-Margarine oder Kartoffelbrei mit Kraut und Würstchen oder gefüllte Ofenkartoffeln mit Paprikagjuwetsch oder Kartoffelrösti mit Brokkoli | 1 Kanne Weidenröschen- oder Citronella-Tee<br>Dinkelfladen oder Sauerteigbrot mit Forellenaufstrich |
| 7. Tag | 1 Kanne Schafgarben- oder Efeu-Tee<br>Dinkelfladen oder Sauerteigbrot mit Schafskäseaufstrich | Gemüse-Basensuppe<br>Hirseschnitzel mit Bohnengulasch oder Gemüseeintopf mit Lammfleisch | 1 Kanne Schafgarben- oder Efeu-Tee<br>Dinkelfladen oder Sauerteigbrot mit Schafskäseaufstrich |

# Rezepte für Stufe 3

## Fladen und Brote

### Fladen ohne Hefe – Grundrezept

**Zutaten (6 Fladen)**

**250 g fein gemahlenes Vollkornmehl aus Dinkel, Buchweizen, Quinoa oder Amaranth (kurz vor der Zubereitung frisch gemahlen, das schmeckt am besten!) · $^1/_4$ l kohlensäurereiches Mineralwasser oder Acidophilus-Milch (eventuell auch halb Wasser, halb Milch) · Meersalz · gemahlener Kümmel oder Anis**

*Hinweis*

Bei Milchunverträglichkeit wird Schafs- oder Sojamilch verwendet. Anstatt Mineralwasser kann als Flüssigkeit auch Wasser oder Gemüsebrühe verwendet werden.

Durch Zugabe von fein geschnittenen Zwiebeln, Lauch, Knoblauch, Bärlauch oder frischen Kräutern – in einer Pfanne mit Butter geschwenkt – werden „Anti-Pilz-Mittel" eingebaut und es ergeben sich zusätzliche Geschmacksrichtungen. Lecker ist auch die Zugabe von Sonnenblumenkernen.

- Vollkornmehl mit gewählter Flüssigkeit zu einem Teig verrühren und diesen gut würzen.
- Mithilfe eines nassen Esslöffels Fladen auf ein gefettetes oder mit Backpapier ausgelegtes Backblech auftragen, eventuell mit Sonnenblumenkernen bestreuen.
- Den Teig mit einer Gabel mehrmals einstechen und im vorgeheizten Backofen bei 220 °C 15 Minuten backen.
- Die Fladen mithilfe einer breiten Spachtel umdrehen und weitere 5–10 Minuten ausbacken.
- Die Fladen auf einem Gitter erkalten lassen. Dann mit einem sauberen Küchentuch abdecken und durchtrocknen lassen.

*Hinweis*

Für dieses Rezept nehmen Sie immer gleich viel Mehl wie Flüssigkeit. Jede vermahlene Getreideart kann verwendet werden. Die Fladen bleiben lange frisch und können zur Vorratshaltung auch eingefroren werden.

## Buchweizenfladen mit Kraut oder Bärlauch

### Zutaten (für 6 Fladen)

**250 g frisch gemahlenes Buchweizenmehl (sehr fein) · je $^1/_8$ l Mineralwasser und Acidophilus-Milch (bei Milchunverträglichkeit Schafs- oder Sojamilch)**
**Mit Kraut: 200 g fein geschnittenes Frischkraut oder Kohl · 2 gepresste Knoblauchzehen · 10 g Alsan-S-Margarine oder eventuell Butter · Meersalz und gemahlener Kümmel**
**Mit Bärlauch: Bärlauch nach Geschmack · 2 gepresste Knoblauchzehen · 10 g Alsan-S-Margarine oder eventuell Butter · Meersalz**

- Den Teig zubereiten wie im Grundrezept auf Seite 112 beschrieben.
- Kraut bzw. Bärlauch mit Knoblauch und Gewürzen in einer großen Pfanne mit Butter anschwitzen, dünsten, leicht abkühlen lassen und unter die Teigmasse mischen.

## Sauerkrautfladen

### Zutaten (6 Fladen)

**250 g Dinkel oder Buchweizen, frisch gemahlen (sehr fein) · $^1/_4$ l Mineralwasser mit Kohlensäure · 100 g mildes Sauerkraut, fein geschnitten · 50 g Jungzwiebel mit Grün · 2 EL Olivenöl oder eventuell Butter · Meersalz, gemahlener Kümmel**

- Den Teig zubereiten wie im Grundrezept auf Seite 112 beschrieben.
- Sauerkraut waschen, abtropfen lassen, klein schneiden.
- In einer Pfanne mit Olivenöl und fein geschnittenen Jungzwiebeln anschwitzen, würzen und unter die Teigmasse mischen.

*Tipp*

Sie können auch entkernte und klein geschnittene Oliven in den Fladenteig mischen, mit Sonnenblumenkernen bestreuen und backen.

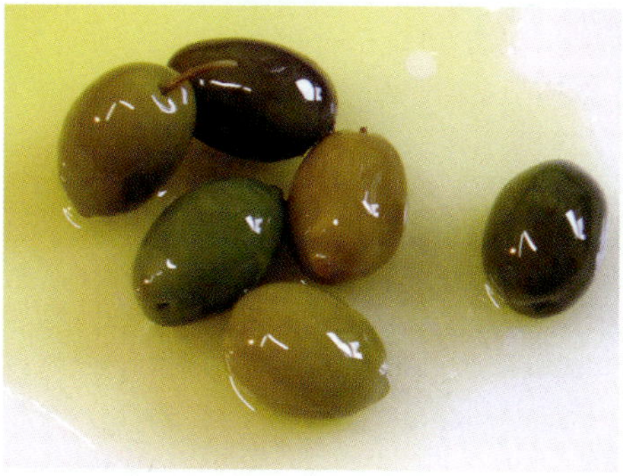

## Dinkelfladen mit Knoblauch und Oregano

### Zutaten (6 Fladen)

**250 g fein gemahlenes Dinkelmehl (Vollkorn) · je 1/8 l Mineralwasser und Acidophilus-Milch (bei Milchunverträglichkeit Schafs- oder Sojamilch) · 4 Knoblauchzehen, fein gepresst · 2 Bund frische Oreganoblätter, fein geschnitten**

- Den Teig zubereiten wie im Grundrezept auf Seite 112 beschrieben.
- Die Kräuter und den Knoblauch unter die Teigmasse mischen.

*Hinweis*

Achten Sie immer darauf, dass die Temperatur so hoch ist, dass die Fladen innerhalb von 10 Minuten Farbe bekommen. Andernfalls müssten Sie die Backzeit verlängern, aber dann werden die Fladen trocken. Übrigens, so richtig gut schmecken sie erst am zweiten Tag!

## Buchweizenfladen mit Blattspinat und Schafsquark

### Zutaten (6 Fladen)

**250 g Buchweizen, frisch gemahlen (sehr fein) · 1/4 l Gemüsebrühe oder Mineralwasser · 50 g Schafsquark oder fein zerkleinerter Schafskäse · 100 g frischer Blattspinat · 1 kleine Zwiebel · 2 Knoblauchzehen · 10 g Alsan-S-Margarine oder eventuell Butter oder 2 EL Olivenöl · Meersalz**

- Den Teig zubereiten wie im Grundrezept auf Seite 112 beschrieben.
- Den frischen Blattspinat in einer großen Pfanne mit Butter und fein gehackter Zwiebel und Knoblauch zusammenfallen lassen.
- Grob hacken und unter die Teigmasse mischen. Den Schafsquark oder Käse dazugeben.

## Hirsefladen mit Schafsmilch

### Zutaten (6 Fladen)

**250 g Hirsemehl, frisch gemahlen (dadurch bester Geschmack) · 1/8 l Schafsmilch (alternativ Ziegen- oder Stutenmilch) · 1/8 l Schafsjogurt · 1 kleine Zwiebel, fein geschnitten · 10 g Alsan-S-Margarine oder eventuell Butter oder 2 EL Olivenöl · Meersalz**

- Den Teig zubereiten wie im Grundrezept auf Seite 112 beschrieben.
- Jogurt, Zwiebel und Gewürze unter die Teigmasse mischen.

Hinweis

Bei Milchunverträglichkeit kann anstatt der Butter bei allen Rezepten Pflanzenmargarine (Alsan-S) genommen werden.

## Candida-Sauerteigbrot ohne Hefe – Grundrezept

### Zutaten für einen Laib Brot (ca. 1 kg)

**Sauerteigansatz:** 2 EL gekochte Dinkelkörner · 5 cl Wasser (1/4 Tasse) · 100 g Dinkelmehl · (1/2 Tasse) – alles gut durchkneten und in einem mit Deckel verschlossenen Glas 2–3 Tage stehenlassen

**Weitere Zutaten:** 1 kg (5 Tassen) frisches Dinkelmehl (biol. Anbau), kurz vor Verwendung fein mahlen · 200 g gekochte Dinkelkörner (1 Tasse) · ca. 1/4 l lauwarmes Wasser (= 1 1/4 Tassen) · 2 EL Sonnenblumenkerne · Meersalz und gemahlener Kümmel

- Den angesetzten Sauerteig mit lauwarmem Wasser mischen.
- Sauerteigansatz, Mehl, Dinkelkörner, Sonnenblumenkerne, Wasser, Meersalz und Kümmel in eine Rührschüssel geben und gut durchkneten.
- Etwas Teig (ca. 100 g) abnehmen und in einem Glas 12 Stunden lang bei Zimmertemperatur warm stellen. Danach kann dieser Teig bis zu einer Woche gekühlt für das nächste Brot aufgehoben werden.
- Den Brotteig nochmals gut kneten und mit dem Teigschluss nach oben in ein gut bemehltes Brotkörbchen geben (eventuell Kastenform). Gut 4–6 Stunden an einem warmen Ort abgedeckt „gehen" lassen. In dieser Zeit sollte der Brotteig 1 1/2-mal so groß sein wie zu Anfang.
- Den Brotteig auf ein gut bemehltes Backblech stürzen oder in der Kastenform belassen und bei 200 °C im vorgeheizten Backofen (untere Schiene) ca. 45 Minuten backen. Auf einem Gitter auskühlen lassen.
- Am nächsten Tag anschneiden und genießen.

Tipp

Je nach Geschmack können Zwiebeln, Ingwer, Thymian, Knoblauch, Kresse, Lauch, Minze, Sesam, Kürbiskörner oder Leinsamen untergemischt werden.
Die Mehle können auch gemischt werden!
Wird der Brotteig in einer Kastenform gebacken, so gibt man etwas mehr Flüssigkeit dazu.
Aus dem Teig können auch Fladen gebacken werden.

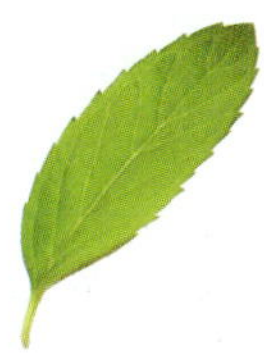

## Candida-Hirsebrot

### Zutaten (4 Portionen)

**250 g Hirse (Goldkern) · 3/4 l Gemüsebrühe oder Wasser · 1 kleine Zwiebel, fein geschnitten (Jungzwiebel mit Grün) · 10 g Alsan-S-Margarine, Olivenöl oder eventuell Butter · Meersalz**

- Hirse waschen, in einen Topf geben und mit Wasser auffüllen.
- Die Zwiebel in einer Pfanne mit Butter anschwitzen (nicht bräunen) und dazugeben. Salzen, einmal aufkochen und bei kleiner Flamme ca. 15 Minuten garen.
- Den Deckel abnehmen und den Hirsebrei in eine kalt ausgespülte Terrinenform pressen.
- Nach dem Abkühlen lässt sich das Hirsebrot gut schneiden und auf Reisen oder zur Arbeit mitnehmen.

## Candida-Buchweizenbrot

### Zutaten (4 Portionen)

**250 g Buchweizen · 3/4 l Wasser oder Milch (Schafs- oder Sojamilch) · 1 kleine Zwiebel (Jungzwiebel mit Grün), fein geschnitten · 2 Zehen Knoblauch, zerdrückt · 10 g Alsan-S-Margarine, Olivenöl oder eventuell Butter · Meersalz**

- Zubereitung siehe Candida-Hirsebrot.

*Tipp*

Wenn Sie den Getreidebrei in eine kleine Kastenform füllen, dann empfiehlt es sich, diese zuerst mit Klarsichtfolie auszulegen.

## Candida-Quinoabrot oder -Amaranthbrot

### Zutaten (4 Portionen)

**250 g Quinoa oder Amaranth · 3/4 l Gemüsebrühe (siehe Seite 71) oder Wasser · Schafs- oder Sojamilch · 1 kleine Zwiebel · 2 Knoblauchzehen · 10 g Alsan-S-Margarine · Meersalz**

- Zubereitung siehe Candida-Hirsebrot.

*Info*

Amaranth und Quinoa sind Andengetreide, die bei uns weniger bekannt sind. Der Mineralstoffgehalt ist besonders hoch.

# Aufstriche

*Tipp*

Die folgenden Aufstriche können Sie auch auf Vorrat machen. Im Kühlschrank halten sie sich, gut abgedeckt, einige Tage. Vor dem weiteren Verzehr immer gut durchrühren und am besten mit einem kleinen Eisportionierer in kleine Schalen abfüllen und garnieren.

## Käseaufstrich mit Gemüse

### Zutaten (4 Portionen)

**120 g Ziegen- oder Schafskäse · 2–3 EL Soja- oder Schafsmilch · 1 TL frisch geschnittene Basilikumblätter · 1 TL kaltgepresstes Olivenöl**

- Den Käse im Mixer mit so viel Soja- oder Schafsmilch pürieren, dass eine cremige Masse entsteht. Der Käse kann (wenn er nicht weich genug ist) auch fein gerieben werden.
- Mit frischem Basilikum und Olivenöl abschmecken.

## Knoblauch-Kartoffelaufstrich mit Thymian

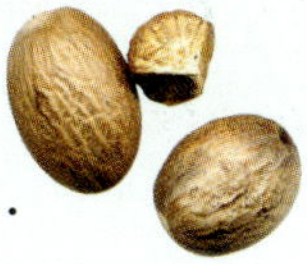

### Zutaten (4 Portionen)

**200 g mehlige Kartoffeln · 10 g Alsan-S-Margarine · 2 EL Schafsjogurt (Schafsmilch) · Vollsalz · frisch geriebene Muskatnuss · 3 Knoblauchzehen · 1 EL fein gehackter Kerbel, Minze oder andere Frischkräuter**

- Kartoffeln im Kocheinsatz weich dämpfen, pellen und noch heiß durch die Kartoffelpresse drücken.
- Mit Margarine, fein geschnittenem Knoblauch und Jogurt mischen, mit Salz, Muskat und Kräutern gut abschmecken.
- In einen Spritzsack füllen und portionsweise anrichten.

### Soja-Aufstrich mit Rinderschinken und Frischkräutern

#### Zutaten (4 Portionen)

**150 g Tofu · 2 Knoblauchzehen · 30 g Zwiebel · 10 g Alsan-S-Margarine · 50 g Rinderschinken · 1 EL frisch gehackte Kräuter · Steinsalz · Pfeffer aus der Mühle**

- Tofu und Rinderschinken klein schneiden und im Mixer fein pürieren.
- Klein geschnittene Zwiebel und Knoblauch in einer Pfanne mit Margarine anbraten, zugeben und mit den Kräutern mitmixen. Wenn der Aufstrich zu fest ist, eventuell etwas Flüssigkeit (Schafsjogurt oder Wasser) beim Mixen zugeben.
- Mit Salz und Pfeffer abschmecken.

### Schafskäseaufstrich mit fein gehacktem Thymian

#### Zutaten (4 Portionen)

**200 g Schafsquark · 4 EL Schafsjogurt · 1 EL kaltgepresstes Öl · 1 TL frisch gehackter Thymian · Steinsalz · 2 Knoblauchzehen**

- Den Schafsquark mit dem zerdrückten Knoblauch, Jogurt und Öl vermischen und mit Salz und Thymian würzen.

## Salate

*Tipp*

Ein Dressing ist immer praktisch, weil Sie den Salat bzw. die Salatmischung vorbereiten und anrichten können. Im Kühlschrank hält sich das Dressing tagelang.

### Schafsjogurt-Dressing

#### Zutaten (4 Portionen)

**100 g Schafsjogurt · 2 EL kaltgepresstes Olivenöl (oder ein anderes Pflanzenöl) · 1 EL Apfelbalsamico (natur) · Steinsalz · Pfeffer aus der Mühle · 1 TL fein geschnittene Thymianblätter oder Majoran · 1 TL Zitronensaft**

- Die Zutaten für das Dressing miteinander verrühren und über den Salat geben.

## Leinöl-Salatdressing

### Zutaten (4 Portionen)

**1 Eigelb · 3 EL kaltgepresstes Leinöl · 2 EL Schafsjogurt · Steinsalz · Pfeffer aus der Mühle · 1 EL Balsamico-Essig (ungesüßt)**

- Eigelb mit allen Zutaten im Mixer kurz aufschlagen und dieses Dressing über den gemischten Blattsalat geben.

## Salatvorschläge

Alle folgenden Salate können mit dem Schafsjogurt- oder Leinöl-Dressing angerichtet werden:

- Eisbergsalat mit Tomaten, Paprikaschoten und Zwiebel
- Spinatsalat mit Fenchelstreifen und Knoblauch
- Paprikasalat mit Zwiebel, Knoblauch und Eisbergsalat
- Rettichsalat mit Schnittlauch und Schafsjogurt
- Rote-Rüben-Salat mit Kümmel und sauren Apfelstreifen
- Weißkrautsalat mit Karotten, Zucchini und geriebenem Meerrettich
- Sauerkrautsalat mit Karotten und sauren Apfelspalten
- Chinakohlsalat mit gelben Rüben
- Gurkensalat mit Kümmel und Schafsjogurt
- Radicchiosalat mit Zwiebeln und Lauch

*Hinweis*

Salate sollten niemals am Abend gegessen werden, da sie sonst im Verdauungstrakt gären!

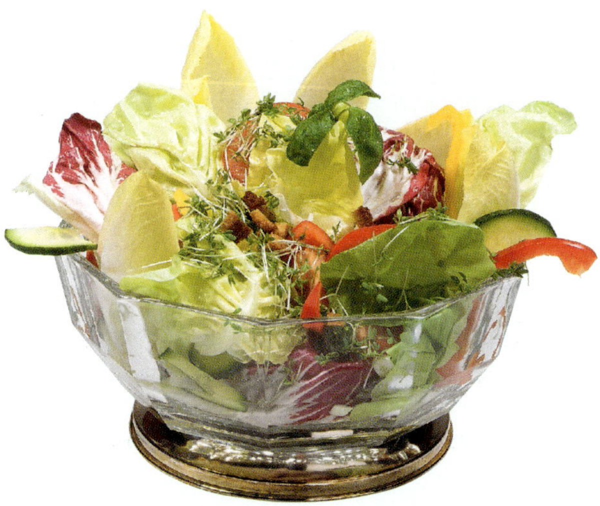

# Suppen

## Grünkohlsuppe mit Buchweizen

### Zutaten (4 Portionen)

**1 l Gemüsebrühe (siehe Seite 71) oder Wasser · 100 g Buchweizen · 10 g Alsan-S-Margarine · 150 g Grünkohl · 50 g Zwiebeln · Steinsalz, Pfeffer · 1 EL frisch gehackter Thymian**

- Grünkohl putzen, waschen und klein schneiden, Zwiebel ebenfalls klein schneiden.
- Erst die Zwiebel, dann den Kohl in einem großen Topf mit Margarine anbraten.
- Buchweizen zugeben, kurz mitbraten und mit Wasser oder Gemüsebrühe aufgießen. Salzen und bei mäßiger Hitze ca. 40 Minuten weich kochen lassen.
- Mit Thymian und Pfeffer abschmecken. Anrichten und mit Schafsjogurt garnieren.

## Blumenkohlsuppe

### Zutaten (4 Portionen)

**300 g Blumenkohl (Karfiol), geputzt · 1 l Gemüsebrühe (siehe Seite 71) oder Wasser · 10 g Alsan-S-Margarine · 1 Knoblauchzehe · 50 g Zwiebeln · Steinsalz, Muskatnuss · 1 EL gehackte Petersilie · eventuell 2 EL Weißwein oder 1 TL Zitronensaft · 4 EL Schafs- oder Sojamilch**

- Klein geschnittene Zwiebel und zerdrückten Knoblauch in einer Kasserolle mit Margarine anschwitzen.
- Blumenkohlröschen dazugeben und mit Gemüsebrühe oder Wasser auffüllen.
- Salzen und zugedeckt etwa 20 Minuten weich kochen.
- Mit dem Stabmixer pürieren, mit (Weißwein und) Schafsmilch vermengen und mit Salz und Muskat nachwürzen.

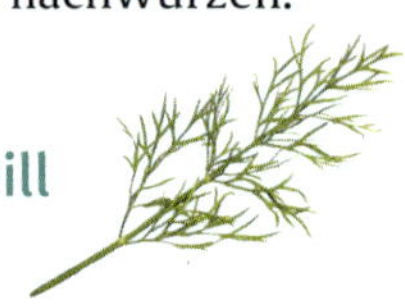

## Gurkensuppe mit Dill

### Zutaten (4 Portionen)

**50 g Zwiebeln oder Schalotten · 10 g Alsan-S-Margarine · 150 g geschälte und entkernte Gurken · 50 g Kartoffeln, geschält · $^3/_4$ l Wasser oder Gemüsebrühe · 1 Bund Dill · Steinsalz, Muskatnuss · $^1/_8$ l Schafsmilch**

- Salatgurken und Kartoffeln klein schneiden.
- Fein geschnittene Zwiebel in einem Kochtopf mit Margarine anschwitzen.
- Gurken und Kartoffeln zugeben, salzen, mit Gemüsebrühe auffüllen und weich kochen lassen.
- Im Mixglas mit Schafsmilch und frischem Dill pürieren, mit Salz und Muskat nachwürzen.

## Gemüsegerichte

### Hirseschnitzel mit Bohnengulasch

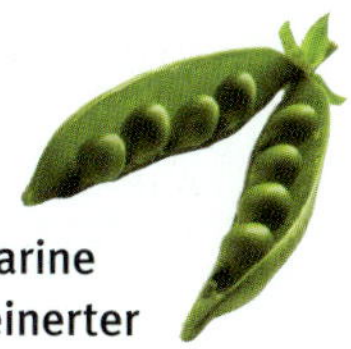

#### Zutaten (2 Portionen)

**Hirseschnitzel:** 1 Tasse Goldkernhirse · 2–3 Tassen Wasser · 10 g Alsan-S-Margarine oder Olivenöl · 50 g Lauch · 1 TL frische Thymianblätter · Steinsalz · 80 g zerkleinerter Schafskäse · eventuell 2–3 EL Schafsjogurt
**Bohnengulasch:** je 100 g gekochte weiße und grüne Bohnen · 2 EL Tomatenmark · 10 g Alsan-S-Margarine oder Olivenöl · 50 g Zwiebeln · 2 Knoblauchzehen · 1 TL frisches Bohnenkraut · Steinsalz · Pfeffer aus der Mühle · $^{1}/_{4}$ l Basensoße mit Tomaten (Rezept siehe Seite 87)

- Den fein geschnittenen Lauch in einer Kasserolle mit Margarine anschwitzen. Hirse zugeben und mit Wasser aufgießen. Salzen, einmal aufkochen und zugedeckt ca. 20 Minuten ausdünsten lassen, bis die Hirse schön aufgebrochen und weich ist.
- In eine Schüssel geben und mit Käse, Thymian und Jogurt abschmecken. Mit einem Eisportionierer auf Teller anrichten und mit einer Palette wie Schnitzel flach drücken. Eventuell in einer beschichteten Pfanne braten.

- Für das Bohnengulasch klein geschnittene Zwiebel und zerdrückten Knoblauch in einer Kasserolle mit Margarine anschwitzen. Tomatenmark und die Basensoße dazumischen. Die heißen Bohnen zugeben und mit Salz, Pfeffer und Bohnenkraut abschmecken.

*Tipp*
Dieses Gericht können Sie auch im Wok zubereiten! Das Bohnengulasch kann auch auf Vorrat gekocht werden. Es hält sich sehr gut einige Tage im Kühlschrank.

## Gefüllte Paprika mit Hirse und Tomaten-Basensoße

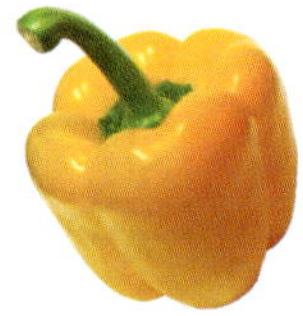

### Zutaten (2 Portionen)

**Gefüllte Paprika:** 2 mittelgroße Paprikaschoten · 1 Tasse Goldkernhirse · 2–3 Tassen Wasser · 10 g Alsan-S-Margarine · 30 g Zwiebeln, klein geschnitten · 1 EL frische Thymianblätter, gehackt · Steinsalz · Pfeffer aus der Mühle · 1 Eigelb (oder 3 EL Basensoße) · 50 g fein zerkleinerter Schafs- oder Ziegenkäse

**Tomatensoße:** 4 Tomaten · 100 g Tomatenmark · 50 g Kartoffeln · 50 g Zwiebeln · 1 Bund Basilikum, frisch (oder 1 EL in Öl eingelegt) · 10 g Alsan-S-Margarine · Vollsalz · Pfeffer aus der Mühle · $^1/_4$ l Wasser oder Gemüsebrühe (siehe Seite 71) · 2 Knoblauchzehen · $^1/_{16}$ l Schafs- oder Sojamilch

- Hirse waschen und abtropfen lassen.
- Zwiebel in einem Kochtopf mit Margarine anschwitzen, Hirse zugeben, umrühren, salzen und mit Wasser auffüllen.
- Zugedeckt ca. 20 Minuten weich kochen lassen. Die Hirse muss aufbrechen und weich sein.
- In eine Schüssel geben, mit Käse (Eigelb) und Thymian mischen, mit Salz und Pfeffer gut würzen. Die Masse muss kompakt sein.
- Diese Hirsemasse in die Paprikaschoten füllen und diese im Dampf (Kocheinsatz) 10–15 Minuten weich dämpfen.
- Mit Tomatensoße servieren und mit frischem Basilikum garnieren.

- Für die Tomatensoße die Tomaten enthäuten und klein schneiden.
- Kartoffeln schälen und in Würfel schneiden.
- Klein geschnittene Zwiebel in einem Kochtopf mit Margarine anschwitzen, Kartoffeln, Tomaten und Tomatenmark zugeben, mit Wasser auffüllen, mit Salz und Pfeffer würzen und weich kochen.
- Im Mixglas (oder mit dem Pürierstab) mit Basilikum, Schafsmilch und zerdrücktem Knoblauch pürieren und gut abschmecken. Sollte die Soße zu dick sein, gibt man etwas Gemüsebrühe dazu, ist sie zu dünn, mixt man eine gekochte Kartoffel und dickt damit die Soße ein.

*Tipp*
Statt Hirse können Sie auch eine Füllung aus Quinoa, Amaranth oder Couscous – vermischt mit Schafskäse – in die Paprikaschoten füllen.

## Buchweizenfrikadellen gratiniert, mit Paprikagemüse und Champignons

### Zutaten (2 Portionen)

**Buchweizenfrikadellen:** 150 g Buchweizen · 300 g Wasser mit Streuwürze · 10 g Alsan-S-Margarine oder Olivenöl · 50 g Schalotten · Vollsalz · 1 Bund Majoranblätter · 30 g Schafskäse · 30 g Schafsjogurt · 2 Scheiben Schafskäse zum Gratinieren
**Paprikagemüse:** 1 EL Olivenöl · 150 g Paprikaschoten (grün, rot, gelb) · 30 g Zwiebeln oder Lauch · 100 g Champignons · 1/8 l Basensoße (Rezept siehe Seite 87) · Steinsalz · Pfeffer aus der Mühle

- Schalotten klein schneiden und in einer Kasserolle in Öl anschwitzen.
- Buchweizen zugeben, kurz mitrösten und mit Wasser auffüllen. Zugedeckt bei schwacher Hitze ausdünsten lassen, bis der Buchweizen schön aufgebrochen und weich ist. Abkühlen lassen.
- Dann mit Quark, Jogurt und klein geschnittenen Majoranblättern vermischen und gut abschmecken.
- Frikadellen formen, auf ein gefettetes Backblech legen und im Ofen heiß machen oder in einer beschichteten Pfanne kurz braten.
- Mit je einer Tomatenscheibe und Schafskäse belegen und kurz gratinieren.

- Für das Paprikagemüse die Paprikaschoten in das heiße Backrohr schieben, bis sich die Haut gut abziehen lässt.
- Die Zwiebel oder den Lauch in Ringe schneiden, Paprikaschoten in Streifen schneiden und Champignons vierteln.
- Öl in eine Pfanne geben und zuerst die Zwiebel und die Champignons darin anbraten.
- Paprikastreifen zugeben, wieder kurz anbraten, Hitze reduzieren und weich dünsten.
- Zuletzt mit Salz und Pfeffer würzen und mit der Basensoße vermischen.
- Eventuell mit etwas Jogurt und frischen Gartenkräutern garnieren. Zu den Frikadellen anrichten.

*Tipp*
Sie können jede Form von gekochtem Getreide für Frikadellen verwenden. Sollte einmal etwas Hirse, Reis oder Buchweizen übrig bleiben, dann sind daraus schnell Frikadellen gemacht, die auch kalt gegessen werden können.

## Buchweizenpfannkuchen, gefüllt mit Wurzelgemüse, Frischkräutern und Pilzen

### Zutaten (2 Portionen)

**Für den Teig:** 50 g Buchweizenmehl, frisch gemahlen · $^1/_8$ l Soja- oder Schafsmilch · 1 ganzes Ei und 1 Eigelb (oder 1 EL Sojamehl) · Steinsalz · 1 EL Öl
**Füllung:** 100 g Steinpilze oder Pfifferlinge · 50 g Karotten · 50 g Zucchini · 50 g Zwiebeln · 2 Knoblauchzehen · Steinsalz · Muskatnuss · 10 g Alsan-S-Margarine · 3 EL Gemüsebrühe · Pfeffer · 2 EL Oreganoblätter · 30 g frisch zerkleinerter Schafskäse

- Alle Zutaten zu einem glatten Teig verrühren und im Kühlschrank eine Stunde quellen lassen.
- In einer beschichteten Pfanne mit wenig Öl goldgelbe Pfannkuchen backen.

- Für die Füllung Karotten kleinschneiden und weich dämpfen.
- Fein geschnittene Zwiebel und Pilze in Margarine anschwitzen.
- Zucchinistreifen, Karotten und Gemüsebrühe zugeben, kurz mitdünsten und mit zerdrücktem Knoblauch, Salz, Oregano und Pfeffer abschmecken.
- In die Buchweizenpfannkuchen füllen und mit Schafskäse bestreuen.

*Tipp* Diese Pfannkuchen können Sie auch mit Hirsemehl, Buchweizen- oder Dinkelmehl machen.

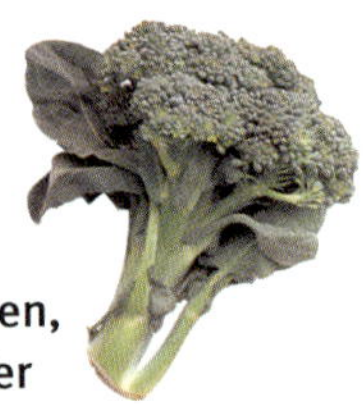

## Buchweizenpfanne mit Brokkoli, Ei und Ziegenkäse

### Zutaten (2 Portionen)

**50 g Buchweizen · 2 Eier (oder 8 Wachteleier) · 100 g Brokkoliröschen, gedämpft · 50 g Tomatenwürfel · 50 g Ziegenkäse · Steinsalz · Pfeffer aus der Mühle · 10 g Alsan-S-Margarine · 4 EL Schafsmilch · $^1/_2$ TL frische Thymianblätter**

- Eier aufschlagen und mit Salz, Pfeffer und Schafsmilch verrühren.
- Margarine in eine mittlere Pfanne geben, Buchweizen, Tomaten und Brokkoli kurz anschwitzen, gut abschmecken, dann mit Eiermilch übergießen. Bei wenig Hitze zugedeckt stocken lassen. Zuletzt den zerkleinerten Käse und frischen Thymian darüberstreuen.
- Eventuell gedämpftes Karottengemüse, Petersilienwurzeln oder gelbe Rüben dazu servieren oder auch daruntermischen.

## Gefüllte Kohlblätter mit Buchweizen, Auberginenragout und Basilikum

### Zutaten (2 Portionen)

**Kohlblätter:** 1 Tasse Buchweizen (150 g) · 50 g Jungzwiebeln · 2–3 Tassen Gemüsebrühe (siehe Seite 71) · 50 g zerkleinerten Schafskäse · 10 g Alsan-S-Margarine · 1 EL frisches Oregano, klein geschnitten · 4 Kohlblätter oder Mangold- bzw. Spinatblätter
**Auberginenragout:** 1 mittelgroße Aubergine · 50 g Jungzwiebeln · 100 g Tomaten · 1 EL Tomatenmark · 2 Knoblauchzehen · 1 EL Olivenöl · 1 Bund frisches Basilikum · Steinsalz · Pfeffer aus der Mühle · je $^1/_8$ l Gemüsebrühe (siehe Seite 71) und Basilikum-Basensoße (siehe Seite 87)

- Für die Füllung ein geschnittene Zwiebel in Margarine anschwitzen, Buchweizen zugeben, kurz rösten, mit Gemüsebrühe aufgießen und ca. 20 Minuten zugedeckt ausquellen und abkühlen lassen.
- Den zerkleinerten Schafskäse unterheben und mit Salz und Oregano abschmecken. Falls nötig die Masse mit 1 EL Schafsjogurt oder Basensoße cremig rühren.
- Die Kohlblätter kurz überbrühen und eventuell leicht klopfen. Die Füllung hineingeben und 4 Rouladen formen. Im Kocheinsatz über Dampf warm halten.

- Für das Auberginenragout die Aubergine schälen und in kleine Würfel schneiden.
- Tomaten enthäuten und ebenfalls in Würfel schneiden.
- Fein geschnittene Zwiebel in Olivenöl anbräunen, Aubergine kurz mitbraten, Tomatenmark dazugeben, mit $^1/_8$ l Gemüsebrühe auffüllen und einkochen lassen.
- Dann die Tomatenwürfel, Knoblauch und geschnittenes Basilikum zugeben, mit der Basensoße auffüllen und kurz reduzieren lassen, bis das Ragout dicklich ist. Mit Salz und Pfeffer abschmecken.
- Rouladen anrichten, eventuell mit etwas Schafskäse oder Jogurt garnieren und das Auberginenragout dazureichen.

*Tipp*
Das gekochte Getreide können Sie ebenso gut in Tomaten, Paprikaschoten, Zucchini oder Gurken füllen.

## Kartoffelbrei mit Gemüse, Kraut und Putenwürstchen

### Zutaten (2 Portionen)

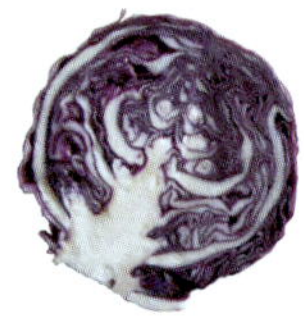

**2–3 mehlige Kartoffeln · $^1/_4$ l Schafs- oder Sojamilch · Steinsalz · Muskat · 100 g Kraut oder Kohl · 1 kleine Karotte und Zucchini · 10 g Alsan-S-Margarine · 50 g Putenwürstchen · etwas Gemüsebrühe · 1 TL Schnittlauch**

- Kartoffeln mit der Schale im Kocheinsatz weich dämpfen, pellen und durchdrücken.
- Mit so viel Milch vermischen, dass ein nicht zu dicker Kartoffelbrei entsteht. Mit Salz und Muskat abschmecken.
- Das fein geschnittene Kraut und das dünnblättrig geschnittene Gemüse mit Gemüsebrühe weich dünsten.
- Zuletzt die Zucchinischeiben in einer Extrapfanne anbraten, mit in Scheiben geschnittener Putenwurst mischen und dazugeben. Mit Schnittlauch garnieren.

## Gefüllte Ofenkartoffeln mit Paprikagjuwetsch

### Zutaten (2 Portionen)

**Ofenkartoffeln:** **4 mittelgroße mehlige Kartoffeln mit Schale · 2 EL Schafsjogurt · Alufolie**
**Paprikagjuwetsch:** **je 1 grüne und rote Paprikaschote · $^1/_2$ Zwiebel · 2 Knoblauchzehen · 10 g Alsan-S-Margarine · 1 EL Tomatenmark · Steinsalz · Pfeffer aus der Mühle · 1 Bund feingeschnittenes Basilikum · 4 EL Sojasprossen · $^1/_8$ l Basensoße (siehe Seite 87)**

- Die gut gewaschenen Kartoffeln in Folie wickeln und auf einem Gitter im heißen Backofen bei 300 °C eine Stunde garen.
- In Streifen geschnittene Zwiebel und Paprika in einer großen Pfanne mit Margarine anbraten, Tomatenmark und zerdrückten Knoblauch dazugeben und mit Salz und Pfeffer abschmecken.
- Mit $^1/_8$ l Gemüsebrühe aufgießen und mit Basensoße einkochen lassen.
- Die Kartoffeln einschneiden, aufbrechen (eventuell Folie entfernen) und mit dem Gjuwetsch füllen.
- Schafsjogurt und Sojasprossen darübergeben. Mit Basilikumstreifen garnieren.

## Kartoffelrösti mit Brokkoligemüse und Knoblauchdip

### Zutaten (2 Portionen)

**500 g mehlige Kartoffeln, geschält · 1 Eigelb · Muskatnuss · 1 EL feingeschnittene Majoranblätter · 1 EL Olivenöl · 2 kleinere Rosen Brokkoli · ca. $^{1}/_{8}$ l Majoran-Basensoße (siehe Rezept Seite 87) · 1 Schafsjogurt · 2 Knoblauchzehen · Steinsalz · Zitronensaft · 1 TL frische Majoranblätter**

- Die Kartoffeln schälen und mittelfein in eine Schüssel reiben. Die Masse leicht ausdrücken und mit Salz, Muskat, Eigelb und Majoran abschmecken.
- In einer beschichteten Pfanne mit Olivenöl kleine, dünne Rösti braten (beidseitig).
- Brokkoli im Salzwasser kochen und mit der Basensoße anrichten.
- Schafsjogurt mit gepresstem Knoblauch, Salz, Zitrone und Majoran verrühren und zu den Kartoffelrösti mit Gemüse servieren.

*Tipp*

Zu den Rösti passt auch ein Gemüseragout. Aus den Rösti lässt sich eine Pizza machen – am Ende mit Käse überbacken.

## Vollwertreis-Nockerln mit Gemüse-Ratatouille und Knoblauchsoße

### Zutaten (2 Portionen)

**Nockerln:** 1 Tasse Vollwertreis · 10 g Alsan-S-Margarine · 50 g Lauch · 2–3 Tassen Wasser · $^{1}/_{8}$ l Basensoße (siehe Seite 87) · 1 TL frische Oreganoblätter · Steinsalz · Pfeffer aus der Mühle · 50 g zerkleinerter Schafskäse
**Gemüse-Ratatouille:** 300 g gemischtes Gemüse wie Karotten, gelbe Rüben, Zucchini, Auberginen, Mangold bzw. Spinat · Salz, Pfeffer

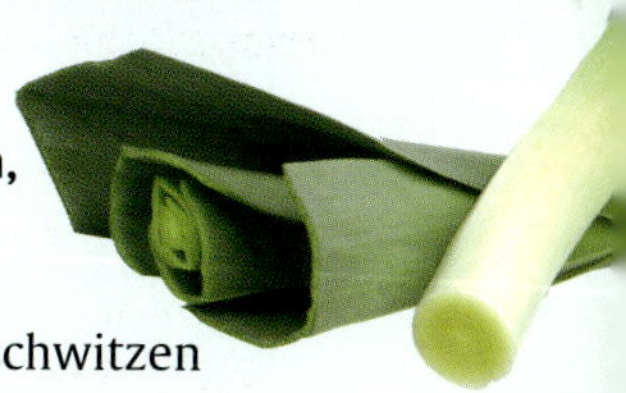

- Den fein geschnittenen Lauch in einer Kasserolle mit Margarine anschwitzen – das geht auch gut im Wok.
- Reis zugeben und mit Gemüsebrühe auffüllen. Einmal aufkochen lassen, Kochplatte zurückschalten. Den Reis zugedeckt etwa 45 Minuten ausquellen lassen.
- Mit einer Gabel auflockern, mit Basensoße, Oregano, Salz, Käse und Pfeffer würzen.
- Mit einem ovalen Eisportionierer Nockerln formen und anrichten.

- Das Gemüse rautenförmig schneiden und der Reihe nach mit wenig Mineralwasser dünsten oder im Kocheinsatz dämpfen und mit etwas Basensoße vermischen.
- Mit Salz und Pfeffer würzen und zu den Reisnockerln servieren.
- Für die Knoblauchsoße siehe Grundrezept Basensoße Seite 87. Dazu gibt man 2 gepresste Knoblauchzehen.

## Vollwertreis mit Champignon-Gemüseragout

### Zutaten (2 Portionen)

**Reis: 1 Tasse (150 g) Vollwertreis · 2 Tassen Gemüsebrühe (siehe Seite 71) oder Wasser · 30 g feingehackte Zwiebeln oder Lauch · Steinsalz · 10 g Alsan-S-Margarine · 1 TL frisch gehackter Salbei**
**Champignon-Gemüseragout: 10 g Alsan-S-Margarine · 2 Knoblauchzehen · 100 g Champignons · 150 g Gemüse wie gelbe Rüben oder Karotten, Mangold bzw. Spinat, Zucchini oder Auberginen, geputzt und gefällig geschnitten · 1/8 l Kräuter-Basensoße (siehe Rezept Seite 87) · Steinsalz · Pfeffer aus der Mühle**

- Zwiebel in einer Kasserolle mit Alsan und Salbei anschwitzen, Reis dazugeben, kurz anschwitzen und mit Gemüsebrühe aufgießen.
- Einmal aufkochen und bei Stufe 1 zugedeckt (etwa 30 Minuten) ausdünsten lassen. Zuletzt salzen und mit einer Fleischgabel auflockern. Eventuell mit 4 EL Basensoße vermischen.

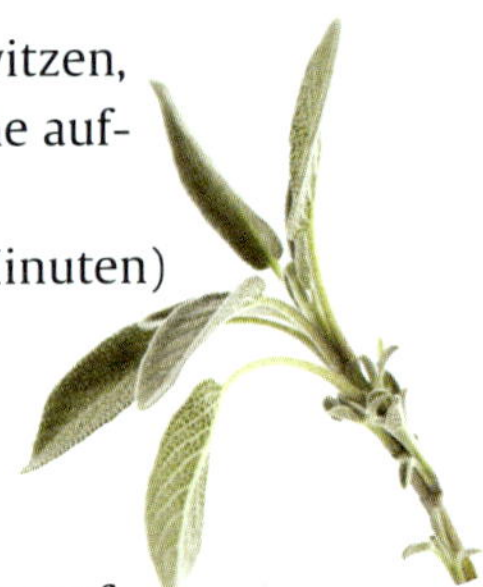

- Für das Gemüseragout das Gemüse der Reihe nach im Dampf nicht zu weich garen.
- Die Champignons vierteln und in einer Pfanne mit Alsan anbraten.
- Das Gemüse mit den Champignons vermischen, Knoblauch pressen und dazugeben, salzen, pfeffern und mit Basensoße binden.
- Den Reis mit einem Eisportionierer anrichten und mit dem Gemüseragout servieren.

*Tipp*
Dieses Gericht können Sie auch im Wok zubereiten.

## Mildes Sauerkraut mit Sojasprossen und Bratkartoffeln

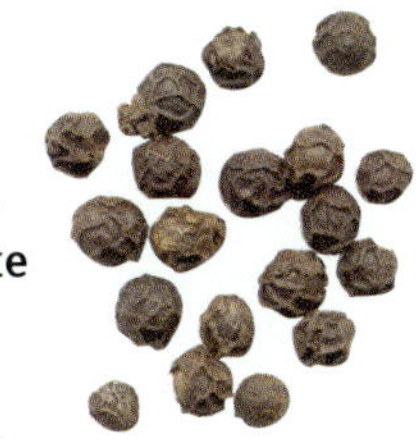

### Zutaten (2 Portionen)

**250 g mildes Sauerkraut · Kümmel · Steinsalz · Lorbeerblatt · Pfefferkörner · 10 g Alsan-S-Margarine · $^1/_2$ l Gemüsebrühe (siehe Seite 71) · 300 g geschälte Kartoffeln · 1 EL Olivenöl · 1 EL Sojasprossen, gekeimt · Petersilie**

- Das Sauerkraut mit der Gemüsebrühe aufsetzen, Gewürze dazugeben und weich kochen lassen.
- Zuletzt eine rohe Kartoffel hineinreiben, abschmecken und mit Margarine, eventuell mit 20 g klein geschnittener, geräucherter Putenbrust verfeinern.
- Die Kartoffeln der Länge nach halbieren und in einer großen Pfanne mit Olivenöl rundum langsam anbräunen und im Ofen gar backen.
- Die Sojasprossen in der gleichen Pfanne kurz heiß machen und dazu servieren. Mit Petersilie garnieren.

# Gerichte mit Fleisch

## Geschnetzeltes Rind- oder Lammfleisch mit Gemüsepüree

### Zutaten (2 Portionen)

**150 g zartes Rind- oder Lammfleisch (Rücken) · 1 EL Olivenöl · Steinsalz · Pfeffer aus der Mühle · je 80 g Zwiebeln, Paprikaschoten und Champignons · $^1/_8$ l Basensoße (siehe Seite 87) · 1 kleiner Bund Thymian**

**Gemüsepüree: je 100 g Sellerieknolle, Fenchel und Karotten und 50 g Kartoffeln · 10 g Alsan-S-Margarine · Vollsalz · Muskatnuss · ca. $^1/_8$ l Schafs- oder Sojamilch**

- Fleisch in feine Scheibchen schneiden und in einer großen beschichteten Pfanne in Olivenöl beidseitig kurz anbraten. Aus der Pfanne nehmen und warm halten.
- Paprika und Zwiebel in Streifen schneiden, Champignons vierteln und in der gleichen Pfanne anbraten.
- Würzen, mit Basensoße auffüllen und kurz einkochen lassen. Frische Kräuter und das warm gehaltene Fleisch dazumischen und abschmecken.

- Für das Gemüsepüree das Gemüse und die Kartoffeln schälen, klein schneiden und im Kocheinsatz dämpfen.

- Entweder durchdrücken oder pürieren.
- Eventuell etwas Milch und die zerlassene Margarine dazugeben und das Püree mit Salz, Muskat und Pfeffer gut abschmecken.

*Tipp*
Jedes Kartoffel- oder Gemüsepüree kann mit einem Eisportionierer nett angerichtet werden.

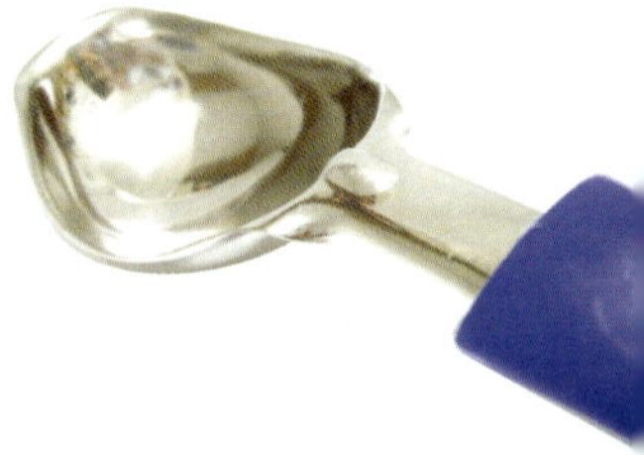

## Gemüseeintopf mit Lammfleisch

### Zutaten (2 Portionen)

**150 g Lammschulter oder sonstiges Lammfleisch · je 50 g Zwiebel, Karotten, Sellerie, Petersilienwurzel, gelbe Rüben · 100 g Zucchini oder Grünkohl · Steinsalz · Pfeffer aus der Mühle · 1 EL Olivenöl · 4 EL Basensoße (Rezept Seite 87) · 1 kleiner Bund frischer Thymian · (5 Zehen Knoblauch) · $^{1}/_{2}$ l Gemüsebrühe (Rezept Seite 71) · 300 g geschälte Kartoffeln · 1 TL Petersilie gehackt**

- Das Lammfleisch in Würfel schneiden, Zwiebel fein schneiden, Thymian hacken, Knoblauch fein schneiden oder zerdrücken. Das geputzte Gemüse der Länge nach halbieren oder vierteln. Grünkohl in große Würfel schneiden.
- Die Zwiebeln in einer großen Stielkasserolle mit Olivenöl anbraten, das Lammfleisch dazugeben, mit Salz, Pfeffer, Knoblauch und Thymian würzen, kurz mitbraten und mit Gemüsebrühe aufgießen.
- So lange (eventuell unter Zugabe weiterer Flüssigkeit) dünsten lassen, bis das Fleisch nahezu weich ist.
- Dann den Kohl und das Wurzelgemüse zugeben, den Topf zudecken und warten, bis auch das Gemüse weich ist. Die Flüssigkeit muss nahezu vollständig verdunstet sein.
- Den Eintopf mit der Basensoße vermischen, abschmecken und im Suppenteller servieren.
- Die Kartoffeln in der Zwischenzeit im Dampftopf garen und dazu servieren. Mit Petersilie bestreuen.

*Hinweis*
Grundsätzlich können Sie jede Art von Fleisch für dieses Gericht verwenden. Sollten Sie lieber Fisch wollen, dann machen Sie zuerst einen Gemüsetopf mit etwas Safran und geben zuletzt die Fischstücke darauf. Mit geschlossenem Deckel etwa drei bis fünf Minuten ziehen lassen. Hierzu eignet sich ein Wok sehr gut.

# Übergang zur Normalkost

## Vorschläge für den Speiseplan

### Frühstück

Für das Frühstück sind neben den Frühstücksrezepten der Stufe 1–3 nun auch Breie aus Reis, Buchweizen, Hirse und Mais mit Apfel, Banane oder Karotten erlaubt. Auch verschiedene Müsli sind nach ärztlicher Verordnung möglich.

### Mittagessen

Anti-Pilz-Gerichte Stufe 1–3 sowie Salate und Suppen zur gelegentlichen Erweiterung, ebenso sind nun auch wieder Nachtische erlaubt.
Zusätzlich kommen nun auch Gerichte auf den Speiseplan, die eine höhere Verdauungsleistung erfordern.

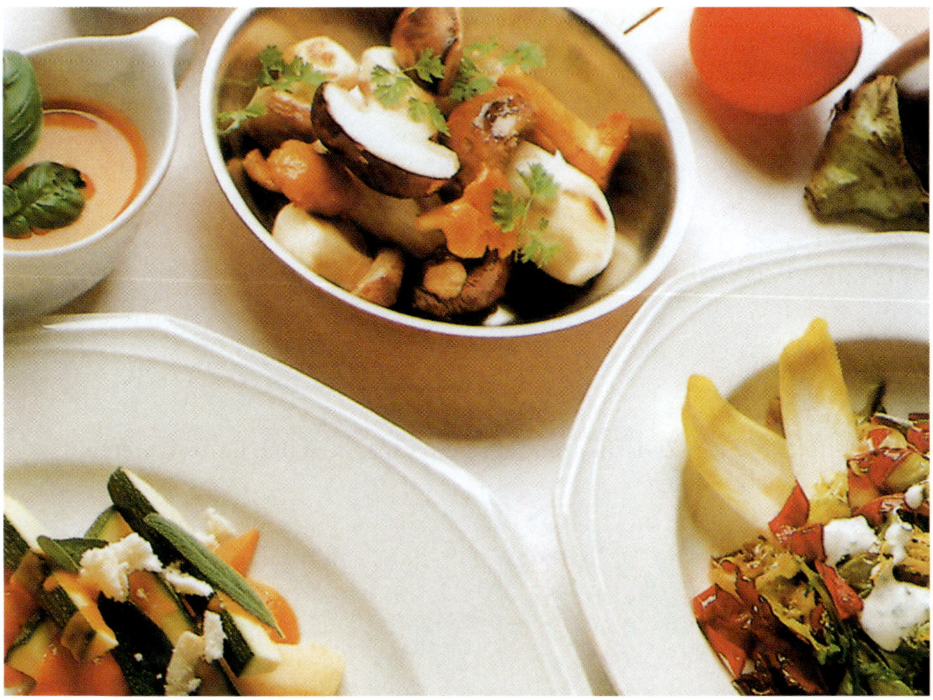

# Rezepte für den Übergang

## Frühstücksideen

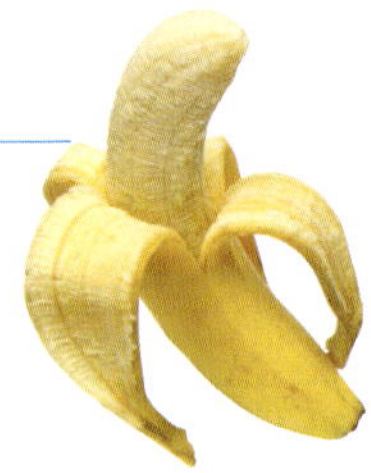

### Reisbrei mit Apfel und Banane

Zutaten (4 Portionen)

**4 EL Vollwertreis · je 1/4 l Wasser und Schafs- oder Sojamilch · je 1 Apfel und 1 Banane · 1 Msp. Salz · 1 Msp. Zimt**

- Reis in der Flüssigkeit langsam weich kochen – das dauert je nach Reissorte 20–30 Minuten. Man kann den Reis auch in der Getreidemühle schroten.
- Den Brei kurz abkühlen lassen, dann mit geriebenem Apfel und zerdrückter Banane abschmecken und mit Zimt garnieren.

### Buchweizenbrei mit Apfel

Zutaten (4 Portionen)

**3 EL Buchweizenmehl · 1/4 l Wasser · 1/4 l Schafs- oder Sojamilch · etwas Steinsalz · 1 Apfel (säuerlich) · Salz**

- Das Buchweizenmehl mit kaltem Wasser und Milch verrühren und zum Kochen bringen. Gut 5 Minuten unter mehrmaligem Rühren (mit dem Schneebesen) kochen lassen.
- Den fein geraspelten Apfel zum Schluss untermischen und servieren.

### Buchweizenbrei mit Zimt

Zutaten (4 Portionen)

**3 EL Buchweizenmehl · 1/4 l Wasser · 1/4 l Schafs- oder Sojamilch · etwas Steinsalz · 1 Apfel (säuerlich) · Salz**

- Den Buchweizen in einer großen, trockenen Pfanne unter Rühren anrösten, etwas abkühlen lassen und in der Getreidemühle zu feinem Mehl vermahlen.
- Das Buchweizenmehl mit kaltem Wasser verrühren und ca. 3 Minuten kochen lassen, dann die Milch dazugeben und weitere 3 Minuten kochen lassen.
- Kühlen und geriebenen Apfel untermischen. Wer den Brei etwas dicker will, kann etwas mehr Mehl nehmen. Anrichten und mit Zimt würzen.

## Buchweizenbrei mit Sojamilch

### Zutaten (4 Portionen)

**3 EL Buchweizen (70 g) · ca. 1/2 l Schafs- oder Sojamilch (evtl. 1/2 Milch, 1/2 Wasser) · evtl. etwas Süßstoff (Canderel) · eine Spur Salz**

- Den Buchweizen waschen und in der Flüssigkeit langsam weich kochen (ca. 20 Minuten). Eventuell etwas Flüssigkeit nachgießen.

## Hirsebrei mit Apfel

### Zutaten (4 Portionen)

**4 EL Goldkernhirse · 1/4 l Wasser · 1/4 l Schafs- oder Sojamilch · etwas Zimt · 1 säuerlicher Apfel · eine Spur Salz**

- Die Hirse mit Wasser und Milch aufkochen lassen. Kochplatte zurückschalten und langsam weich kochen, bis die Hirse aufbricht. Der Brei sollte dicklich sein.
- Mit geraspeltem Apfel vermischen, anrichten und den Hirsebrei mit Zimt bestreuen.

## Gofio-Maisbrei mit Apfel und Karotte

### Zutaten (4 Portionen)

**3 EL Gofio-Mehl aus geröstetem Mais · ca. 1/2 l Wasser oder zur Hälfte Schafs- oder Sojamilch · etwas Steinsalz · 1/2 Karotte · 1/2 Apfel · eine Spur Salz**

- Das Gofio-Mehl mit kaltem Wasser und evtl. Milch verrühren und zum Kochen bringen. Gut 5 Minuten unter mehrmaligem Rühren (mit dem Schneebesen) kochen lassen.
- Dann ganz fein geraspelte Karotten und Apfel dazumischen und servieren.

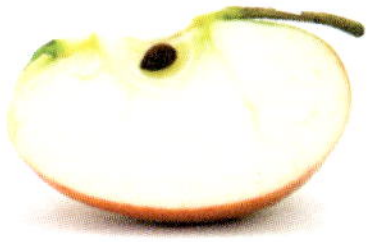

## Müsli mit Apfel und Hirseflocken

### Zutaten (4 Portionen)

**4 EL Hirseflocken (50 g) · 6 EL Schafs- oder Sojamilch · 2 kleinere säuerliche Äpfel**

- Die Äpfel fein raspeln und mit Hirseflocken und Milch vermischen. In vier kleine Schälchen anrichten.

## Buchweizenmüsli mit Apfel

### Zutaten (2 Portionen)

**2 mittelgroße säuerliche Äpfel · 1 gehäufter EL geröstetes Buchweizenmehl · 1 Glas Schafsjogurt (100 g) · etwas Zimt · 1 TL Zitronensaft**

- Den ganzen Buchweizen erst rösten, dann fein mahlen.
- Mehl mit Jogurt verrühren und die geraspelten Äpfel mit Zimt und Zitronensaft dazumischen. In Glasschalen anrichten und mit Apfelspalten garnieren.

## Frühstücksmüsli mit getrocknetem Getreide

### Zutaten (2 Portionen)

**1 EL geschrotetes oder fein gemahlenes beliebiges Getreide, beispielsweise Dinkel · 2 EL Wasser oder Schafsjogurt · 1 mittelgroßer Apfel oder 1 Papaya · Zitronensaft · Sesamkörner**

- Das Getreide am Vorabend fein schroten und mit Wasser bzw. Schafsjogurt zu einem dickflüssigen Brei verrühren. Über Nacht abdecken und kühl stellen.
- Am Morgen Apfel raspeln, die Papaya in Würfel schneiden und den Zitronensaft darüberträufeln.
- Die Früchte mit dem Getreidebrei und den Sesamkörnern vermischen und sofort servieren.

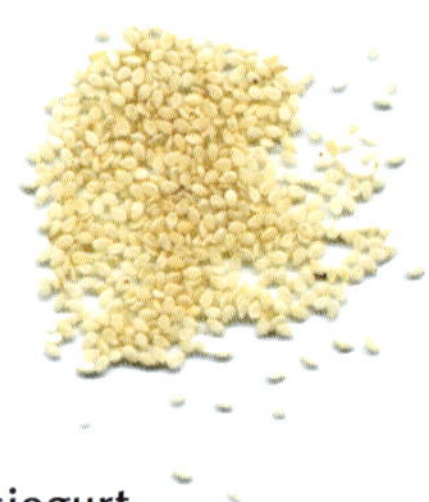

## Apfelmüsli mit Hirseflocken

### Zutaten (2 Portionen)

**2 EL Hirseflocken · 2 mittelgroße säuerliche Äpfel · 1 Glas Schafsjogurt (100 g) · etwas Zimt · 1 TL Zitronensaft · Zitronenmelisse**

- Die Äpfel in eine Schüssel reiben. Dazu eine Glas- oder Kunststoffreibe und keine Metallreibe verwenden (wegen der Oxidation).
- Die Äpfel mit Hirseflocken und Jogurt vermischen.
- Mit Zitronensaft und Zimt abschmecken.
- In zwei Glasschalen anrichten und mit Zitronenmelisse garnieren.

# Desserts

## Apfelcreme mit Schafsjogurt

### Zutaten (2 Portionen)

**2 säuerliche Äpfel · etwas Zimt (Kardamom, Ingwer) · 1 Schafsjogurt (120 g) · 5 g Alsan-S-Margarine**
**Zum Garnieren: 2 Apfelspalten · etwas Zimt · Minzeblätter**

- Die Äpfel eventuell schälen, klein schneiden und in einer Pfanne mit Margarine weich dünsten.
- Im Mixer (Cutter) pürieren, erkalten lassen, in eine Schüssel geben und mit Zimt abschmecken.
- Den Schafsjogurt vorsichtig unterheben, in Glasschalen anrichten und mit Apfelspalten und Minzeblätter garnieren.

## Quarkauflauf

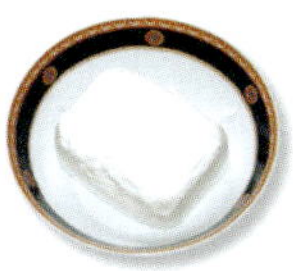

### Zutaten (4 Portionen)

**250 g frischer Schafsquark · 2 Eier · (oder 4 Wachteleier) · 2 EL Schafsjogurt · 3 EL Dinkelvollmehl · 10 g Alsan-S-Margarine · etwas Canderel-Süßstoff · 1 Msp. Zimt · etwas Zitronenschale**

- Den Backofen auf 200 °C vorheizen.
- Eier in Eigelb und -klar trennen.
- Quark mit Eigelb, Jogurt, Mehl, Zimt, Zitrone und Süßstoff rasch verrühren.
- Eiklar steif schlagen und behutsam untermengen.
- Margarine in einer Pfanne zerlassen, die Quarkmasse einfüllen, in den vorgeheizten Backofen schieben und ca. 15 Minuten backen. Dazu passt Apfelmus.

### Hirseroulade mit Apfelaufstrich

#### Zutaten (10 Stück)

**Roulade:** 60 g fein gemahlenes Vollwertgetreide (Dinkel, Mais, Hirse, Quinoa) · 3 Eier · (oder 6 Wachteleier) · etwas Canderel-Süßstoff · etwas Steinsalz · echtes Vanillepulver · **Apfelaufstrich:** 2 größere säuerliche Äpfel · 10 g Alsan-S-Margarine · etwas Canderel-Süßstoff

- Für den Aufstrich die Äpfel schälen (Schalen für Apfelschalen-Tee verwenden), entkernen und klein schneiden.
- Apfelwürfel in einem Kochtopf mit Margarine anschwitzen und bei mäßiger Hitze (ohne Flüssigkeitszufuhr) zugedeckt weich dünsten lassen. Mit einem Pürierstab mixen und eventuell mit etwas Canderell süßen. Erkalten lassen.

- Für die Roulade Eier trennen. Eiweiß mit etwas Salz steif schlagen, Eigelb eventuell mit Canderel-Süßstoff gut verrühren.
- Eiweiß, Vanille und das feine Hirsemehl mit einem Schneebesen unterheben (die Masse muss dabei kompakt bleiben).
- Die Masse auf ein gefettetes Backpapier ca. 1 cm dick aufstreichen und bei 180 °C 7–8 Minuten backen.
- Dann auf ein zweites bemehltes Papier stürzen. Das erste Papier abziehen und mit dem zweiten Papier einrollen.
- Etwas abkühlen lassen, dann mit Apfelaufstrich füllen und wieder einrollen.

*Tipp* Diese Roulade können Sie auch mit fein gemahlenem Quinoa, Amaranth oder jeder anderen Getreideart machen.

## Gerichte, die höhere Verdauungsleistung erfordern

### Sauerkraut-Rettichsalat

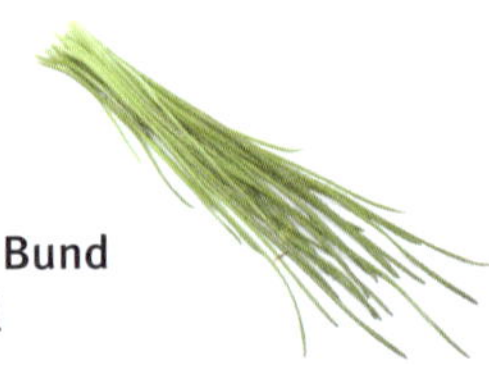

#### Zutaten (2 Portionen)

100 g Weinsauerkraut · 1 kleiner weißer Rettich · 1 kleiner Bund Schnittlauch · Meersalz · 2 EL Schafsjogurt · 1 EL Olivenöl

- Sauerkraut klein schneiden, Rettich fein reiben und mit allen anderen Zutaten vermischen.

## Salatdressing

### Zutaten (2 Portionen)

**$^1/_8$ l Schafsjogurt · 2 zerdrückte Knoblauchzehen · 1 kleine Jungzwiebel, fein geschnitten · 1 TL frischer, fein geriebener Meerrettich · Meersalz · 1 TL Zitronensaft**

- Alle Zutaten miteinander vermischen und das Dressing im Kühlschrank aufbewahren.

*Tipp* Das Dressing kann mit etwas zerdrücktem Schafsquark oder Sauerrahm eingedickt werden. Balsamico-Essig und Olivenöl können ebenfalls zusätzlich untergemischt werden.

## Zitronen-Zimtmilch

### Zutaten (2 Portionen)

**1 Glas Schafsmilch · Saft von $^1/_2$ gepressten Zitrone · 1 Msp. Zimt**

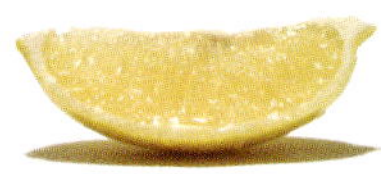

- Alles miteinander vermischen und kurz stehen lassen, dann mit einem Teelöffel einnehmen.

*Tipp* Die folgenden Suppen werden auch Kaltschalen genannt und sind in der heißen Jahreszeit besonders beliebt. Sie können auf Vorrat hergestellt werden. Mit Basisbrühe verdünnen.

## Kalte Gurkensuppe mit Knoblauch

### Zutaten (4 Portionen)

**$^1/_2$ Salatgurke · 4 Knoblauchzehen · $^5/_8$ l Schafsjoghurt · 1 EL frisch gehacktes Dillkraut · 1 Msp. Kümmel, gemahlen · Pfeffer · Meersalz**

- Gurke schälen, entkernen, in Stücke schneiden und im Mixer mit allen anderen Zutaten pürieren.
- Im Kühlschrank durchkühlen.
- Anrichten, mit Dill garnieren und mit Dinkelfladen servieren.

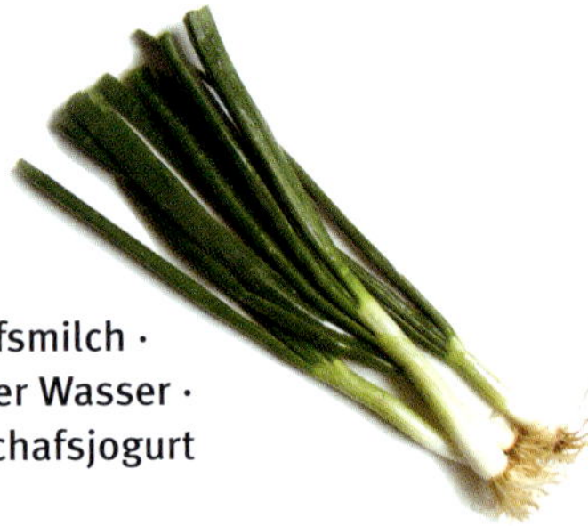

## Kalte Lauchsuppe

### Zutaten (4 Portionen)

**300 g Kartoffeln · 100 g Lauch oder Jungzwiebel · 1/8 l Schafsmilch · 10 g Butter oder Alsan-S-Margarine · 3/4 l Gemüsebrühe oder Wasser · 1 TL Zitronensaft · Meersalz · Pfeffer aus der Mühle · 2 EL Schafsjogurt**

- Lauch und Kartoffeln klein schneiden und in einem Topf mit Butter anschwitzen.
- Mit Gemüsebrühe auffüllen, salzen, pfeffern und weich kochen lassen.
- Schafsmilch und Zitronensaft zugeben und mit dem Stabmixer pürieren.
- Abschmecken, erkalten lassen und mit Jogurt und Lauchringen servieren.

## Kohl- oder Sauerkrautsugo

### Zutaten (4 Portionen)

**200 g mildes Sauerkraut oder frischer Kohl, geschnitten · 1 kleine Zwiebel · 2 Knoblauchzehen · 10 g Alsan-S-Margarine oder evtl. Butter · 1/8 l Schafsmilch · 2 EL Schafsjogurt · Meersalz · Pfeffer · Muskatnuss**

- Klein geschnittene Zwiebel mit zerdrücktem Knoblauch in einer großen Pfanne mit Margarine oder evtl. Butter anschwitzen.
- Kohl dazugeben, mit Schafsmilch auffüllen und so lange einkochen lassen, bis das Kohlgemüse sämig dicklich ist.
- Mit Salz, Pfeffer und Muskatnuss abschmecken.

*Tipp*

Dieser Sugo passt zu Vollwertnudeln oder Kartoffeln. Er kann auch mit Tomatenwürfeln gemischt werden.

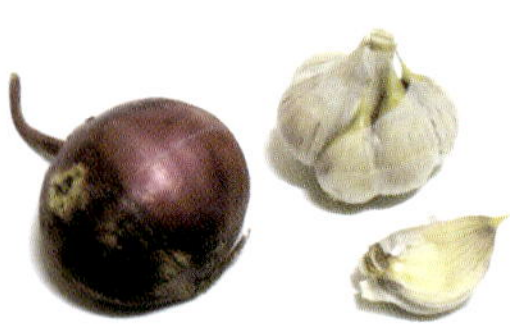

## Kohlsuppe

### Zutaten (4 Portionen)

**200 g Frischkohl (oder Kraut) · 3 Knoblauchzehen · 1 kleine Zwiebel · 1/2 l Schafsmilch · 1 l Gemüsebrühe (siehe Seite 71) · 10 g Alsan-S-Margarine oder evtl. Butter · Meersalz · Pfeffer aus der Mühle · 3 EL Schafsjogurt**

- Klein geschnittene Zwiebel und zerdrückte Knoblauchzehen in einem Kochtopf mit Margarine oder evtl. Butter anschwitzen.
- Grob geschnittenen Kohl dazugeben und mit Gemüsebrühe auffüllen.
- Salzen und so lange kochen lassen, bis der Kohl weich ist.
- Schafsmilch dazugeben, abschmecken und mit etwas Schafsjogurt servieren.

*Tipp* In dieser Suppe kann man zusätzlich noch 1/2 Tasse Buchweizen oder Hirse mitkochen lassen.

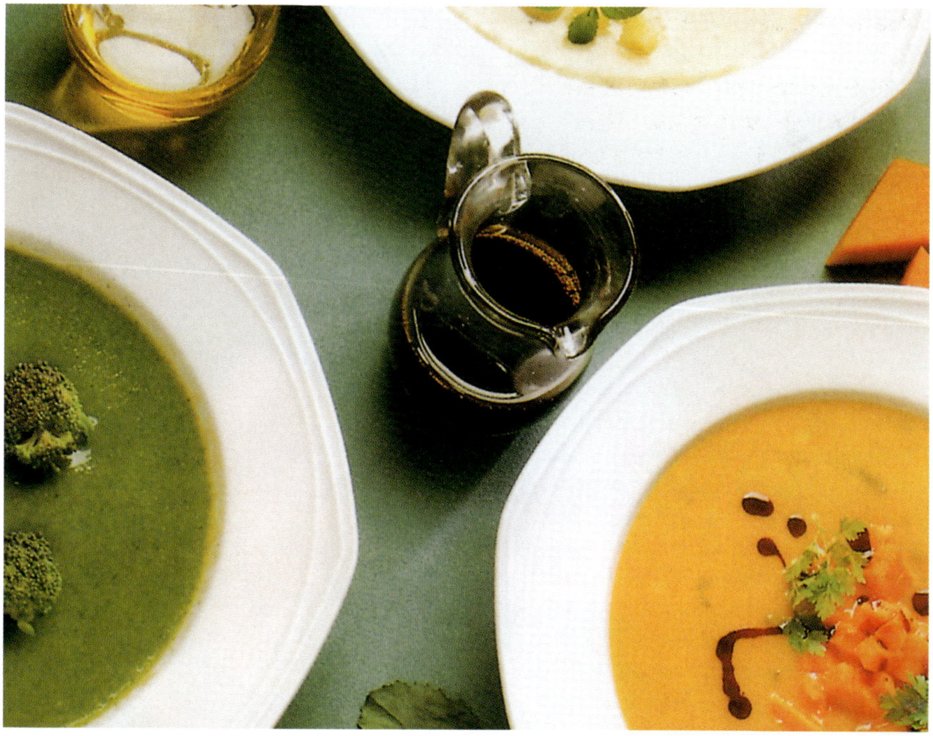

# Verlaufskontrolle

Wenn Sie eine wie hier beschriebene Candida-Diät durchführen, werden Sie merken, dass sich Ihre Beschwerden rasch bessern. Vielleicht beunruhigt Sie jedoch die eine oder andere Beobachtung. Besprechen Sie den Verlauf regelmäßig bei den Untersuchungen bzw. manuellen Bauchbehandlungen mit dem begleitenden Arzt/der begleitenden Ärztin. Im Folgenden werden einige markante Punkte erläutert.

## Zu Beginn der Diät

Die häufigsten Beschwerden am Beginn der Therapie sind allgemeine Symptome wie Müdigkeit, Mattigkeit, Abgeschlagenheit, Leistungsabfall sowie Nachlassen der Konzentration.

Hinsichtlich des Verdauungsapparates finden sich oft Stuhlunregelmäßigkeiten, die von Blähungen begleitet sind. Zum Teil verschlechtern sich diese Beschwerden nach bestimmten Mahlzeiten, besonders nach unverträglichen Lebensmitteln. Nicht selten kommt es zu Herzklopfen nach dem Essen.

Unzählige organbezogene Beschwerden führen zu einem sehr unterschiedlichen Beschwerdemuster der Pilzerkrankung. Sie werden im Folgenden als „individuelle Organbelastungen" zusammengefasst.

Im AK-Test findet der Arzt oft eine generalisierte, hypertone Muskeltestreaktion als Ausdruck der allgemeinen Stresssituation. Außerdem sind Reaktionen auf Candida-Antigen oder Histamin nachweisbar, die durch die spezifischen Pilzmittel ausgeglichen werden können. Es finden sich zahlreiche Mineralstoffe, Spurenelemente oder Vitamine als notwendige Ergänzungen. Im Lebensmitteltest zeigt sich oft eine Unverträglichkeit verschiedener Lebensmittel, am häufigsten auf Hefe, Kuhmilch(-produkte) und Weizen.

## 1. Woche

Durch den Einsatz der optimalen Pilzmedikamente werden die Pilze abgetötet und müssen nun ausgeschieden werden. Die ersten Tage sind daher von zum Teil heftigen Ausscheidungsreaktionen gekennzeichnet. Dies kann auch zu unangenehmen Reaktionen wie Kopfschmerzen, Übel-

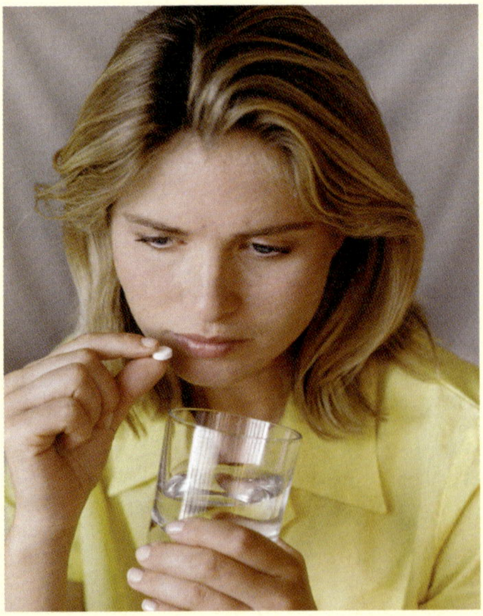

▲ Eine optimale Pilzmedikation tötet die Pilze schnell ab.

keit, Erbrechen oder einfach zur Verstärkung Ihrer bisherigen Beschwerden führen. Daher ist es notwendig, die Ausscheidungen zu unterstützen:

- Reichlich Trinken (Wasser, Kräutertee, Gemüsebrühe)
- Mineralstoffeinnahme (Basenpulver)
- Einläufe, Colon-Hydro-Therapie

Nach wenigen Tagen klingen die heftigen Reaktionen ab, und die Beschwerden verringern sich.

Meist kommt es zuerst im Verdauungsapparat zu einer Verbesserung – die Blähungen gehen zurück, damit auch das Völlegefühl nach dem Essen, rasch verschwindet auch das Herzklopfen nach dem Essen.

Zwischendurch bekommen Sie bereits eine Idee davon, wie es sein kann, sich wieder gut und leistungsfähig zu fühlen.

## 2. Woche

Zu Beginn der zweiten Woche können noch leichte Entgiftungsreaktionen auftreten, die jedoch gut auf die unterstützenden Maßnahmen (Trinken, Basenpulver, Einläufe) ansprechen.

Gegen Ende der zweiten Woche ist meist mit einer deutlichen Verbesserung der Symptome des Verdauungsapparates zu rechnen. Die Blähungen sind (fast) weg, das Völlegefühl verschwindet und auch nach dem Essen sind Sie wahrscheinlich weitgehend beschwerdefrei.

Erste „individuelle Organbelastungen" klingen ab, der Kopf wird frei und die Konzentration kehrt langsam zurück. Die Leistungsfähigkeit wird deutlich besser.

Im AK-Test zeigt sich häufig bereits eine normale Reaktionslage. Nach wie vor besteht eine Reaktion auf das spezifische Antigen von Candida albicans oder eine Reaktion auf Histamin mit einer ausgleichenden Reaktion auf verschiedene Pilzmittel. Das anfänglich verwendete Pilzmittel führt zu keiner Reaktion mehr, weshalb nun ein Wechsel der Medikation angezeigt ist.

## 3. Woche

Der Durchbruch zeichnet sich ab – das Allgemeinbefinden bessert sich deutlich und die Leistungsfähigkeit kehrt langsam zurück. Die Müdigkeit tritt zwar zwischendurch noch auf, klingt jedoch insgesamt ab.

Die „individuellen organbezogenen Beschwerden" verringern sich. Muskelbeschwerden – sofern vorhanden – gehen zurück, die Beweglichkeit der Gelenke ist wieder fast wie früher. Hautbeschwerden benötigen ebenso wie Atembeschwerden (Asthma) noch etwas Zeit.

Sie werden erfreut feststellen, dass die anfänglich empfindlichen Areale im Verdauungsapparat deutlich besser geworden sind. Wenn Sie selbst Ihren Bauch abtasten, erscheint dieser viel weicher, elastischer und nicht mehr so empfindlich. Auch bei der manuellen Bauchbehandlung findet Ihr(e) begleitende(r) Ärztin/Arzt weniger entzündliche Stellen und wird das auch lobend erwähnen.

Im AK-Test findet sich erstmals keine Reaktion mehr auf Candida-Antigen. Oft zeigen jedoch noch die Alarmpunkte von Dünn- oder Dickdarm eine Empfindlichkeit des Verdauungsapparates an, und auch die spezifischen Pilzmittel erweisen sich als ausgleichend in der Muskeltestreaktion und sind somit nach wie vor therapeutisch hilfreich.

## 4. bis 5. Woche

Nun ist die Zeit der „Feinabstimmung". Die wiederkehrende Leistungsfähigkeit kann zur „leichtsinnigen Übertreibung" verleiten – aber Achtung: Diätfehler und der Versuch, ob schon etwas mehr als das Erlaubte möglich ist, könnten bitter bereut werden. Die Reaktionen fallen jetzt besonders heftig aus, nachdem der Körper seine Sensibilität wiedererlangt hat.

Allmählich sind die meisten Beschwerden abgeklungen und Sie fühlen sich wie neu geboren. Wenn auch noch nicht alle individuellen organbezogenen Beschwerden abgeklungen sind, so ist auch hier eine deutliche Verbesserung eingetreten.

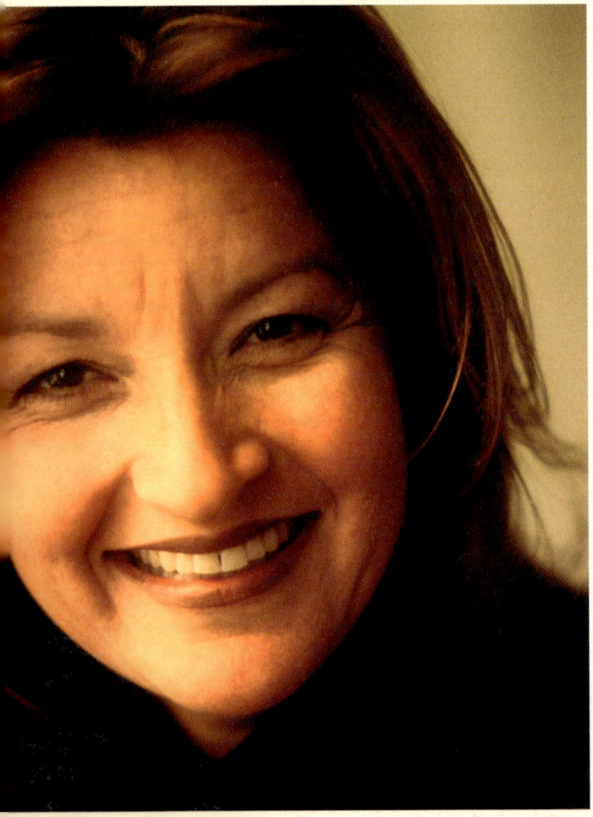

Oft haben Sie den Eindruck, dass der Verdauungsapparat wieder wie früher funktioniert. Die Reinigung mit Bittersalz, Glaubersalz oder Magnesiumcitrat kann langsam reduziert werden, so dass der Darm nach und nach wieder selbstständig die Ausscheidungen durchführen kann. Blähungen – was ist das ... ? werden Sie fragen, und Müdigkeit, Mattigkeit, Abgeschlagenheit gehören ebenfalls der Vergangenheit an.

Die Gewichtskontrolle zeigt eine deutliche Bewegung hin zu einem optimalen „Kampfgewicht".

Im AK-Test finden sich eine normale Reaktionslage und kein Ansprechen mehr auf Candida-Antigen oder Histamin. Meist zeigen auch die Alarmpunkte von Dünn- und Dickdarm keine Reaktion mehr. Im Lebensmitteltest findet sich als Ausdruck der wiederkehrenden Leistungsfähigkeit keine Reaktion mehr auf Hefe. Allenfalls begleitende Lebensmittelunverträglichkeiten vor allem auf Kuhmilch(-produkte) und Weizen brauchen noch mehr Zeit. Hier ist noch eine Karenz von mindestens drei Monaten empfehlenswert.

In der Erfolgskontrolle auf der folgenden Seite können Sie selbst testen, wie wirkungsvoll die Therapie Ihrer Pilzinfektion nach 10, 20 oder 30 Tagen war. Wenn Ihre Beschwerden in der angegebenen Zeit noch nicht abgeklungen sind, befolgen Sie bitte die angegebenen Empfehlungen.

◀ Sie fühlen sich wie neugeboren? Dann war die Therapie erfolgreich!

| nach 10 Tagen | besser | unverändert? Dann ... |
|---|---|---|
| Blähungen | ☐ | Getreide und versteckte Zucker überprüfen |
| Darmbeschwerden | ☐ | Ausscheidung verbessern |
| Herzklopfen (nach dem Essen) | ☐ | Getreide und versteckte Zucker überprüfen |
| Übelkeit | ☐ | Leberunterstützung, Basenpulver, Lebertee |
| Muskelkrämpfe | ☐ | Magnesium ergänzen, evtl. auch Kupfer (dann Leber unterstützen) oder Calcium |
| Kopfschmerzen | ☐ | Ruhe, Einläufe Mineralstoffe ergänzen |
| **nach 20 Tagen** | **besser** | **unverändert? Dann ...** |
| Müdigkeit, Mattigkeit, Abgeschlagenheit | ☐ | bitte noch etwas Geduld, kann noch Zeit benötigen |
| Leistungsfähigkeit | ☐ | bitte noch etwas Geduld, kann noch Zeit benötigen |
| Konzentration | ☐ | bitte noch etwas Geduld, kann noch Zeit benötigen |
| Darmbeschwerden | ☐ | Kontrolle der Medikation bzw. unverträglicher Lebensmittel |
| Hauterkrankungen | ☐ | Bäder, Ölanwendungen, kann noch Zeit benötigen |
| Zahnfleischentzündung | ☐ | Ölziehen, Mundspülungen mit Folsäure |
| Beschwerden des Bewegungsapparates | ☐ | langsame Mobilisation, Massagen, Basenzufuhr, evtl. Infusionen |
| **nach 30 Tagen** | **besser** | **unverändert? Dann ...** |
| Blähungen | ☐ | genaue Kontrolle aller Faktoren wie Medikation, Lebensmittel usw. |
| Müdigkeit, Mattigkeit, Abgeschlagenheit | ☐ | Unterstützung der hormonellen Regulation |
| Leistungsfähigkeit | ☐ | langsame Steigerung des Tagespensums, Mineralstoffzufuhr, Kontrolle auf Parasiten |
| Konzentration | ☐ | Unterstützung der hormonellen Regulation, Kontrolle auf Parasiten |
| Lebensmittel-unverträglichkeiten | ☐ | Hefe sollte bereits verträglich sein, Milch und Weizen brauchen Zeit |
| Hauterkrankungen | ☐ | Ölanwendungen, Kontrolle auf Parasiten |
| Gential-/ Vaginalmykose | ☐ | Lokale Behandlung, genaue Kontrolle aller Faktoren wie Medikation, Lebensmittel usw. |

# Wenn der Erfolg (noch) ausbleibt

Eine gut geführte Pilztherapie führt in vier bis sechs Wochen zum gewünschten Erfolg. Zwar verschwinden vermutlich nicht *alle* Lebensmittelunverträglichkeiten in dieser Zeit, jedoch haben sich die Mehrzahl der Symptome deutlich gebessert beziehungsweise sind nicht mehr vorhanden.

Sollte nach dem genannten Zeitraum jedoch noch keine Besserung erkennbar werden, muss Ursachenforschung betrieben werden, denn eine Pilzbelastung ist immer nur Symptom. Im Folgenden werden einige Möglichkeiten genannt, warum eine Pilztherapie (noch) nicht erfolgreich war. Dann empfiehlt es sich, diese Störeinflüsse möglichst rasch zu beseitigen.

## Mineralstoffdefizit

Bei unzureichender Substitution oder zu kurzer Gabe notwendiger Mineralstoffe, Spurenelemente und Vitamine fällt der Organismus relativ rasch wieder ins Ungleichgewicht zurück. Das mindert die Leistungsfähigkeit des Immunsystems. Genaue Analysen geben Auskunft über den aktuellen Zustand und Bedarf orthomolekularer Substanzen. Nach entsprechender Ergänzung geht es meist leichter und rascher.

## Unverträglichkeiten nicht erkannt

Während der Pilztherapie geht es zwar rasch besser, danach kehren die Beschwerden jedoch bald wieder. Dann war die Schonung während der Therapie zwar ausreichend, um offensichtliche Beschwerden (Blähungen) zu reduzieren, konnte aber keine grundlegende Änderung herbeiführen. Kontrolle der Unverträglichkeiten und Beachtung derselben über einen längeren Zeitraum sind notwendig.

## Nicht optimale Medikation

Nicht alle Pilzmedikamente sind – auch bei objektiv guter Wirkung gegenüber Pilzen – für jedermann gleich gut geeignet. Hier ermöglicht die AK-Testung ein individuelles Vorgehen. Durch einen Wechsel der spezifischen Medikamente wird ein Gewöhnungseffekt der Candida gegenüber der gewählten Arznei verhindert. Eine Rotation der Lebensmittel sowie der Arzneien verbessert die Effektivität der Therapie und sichert den Langzeiteffekt.

## Befall der Nase und der Nasennebenhöhlen

Auch nach durchaus konsequenter Darmbehandlung kann es zu einer Reinfektion aus diesen Bereichen kommen. Inhalationen, nasale Reflextherapie, Ölziehen usw. helfen hier relativ rasch.

## Schimmelpilzbelastung

Schimmelpilze können – sofern sie im Wohnbereich vorkommen – eine permanente Stressbelastung darstellen. Auf diese Art schwächen sie das Immunsystem und reduzieren Mineralstoffe. Hier ist eine Sanierung des befallenen Wohnbereichs unbedingt notwendig, um langfristig eine Entlastung herbeizuführen.

## Umweltbelastungen

Ähnliches wie für Schimmelpilze gilt auch für klassische Umweltgifte. Im Wohnbereich sind es oft chlorierte Kohlenwasserstoffe, Formaldehyd oder Ähnliches. Auch starke berufliche Exposition gegenüber solchen Chemikalien kommt vor. Zudem ist auf Pflanzenschutzmittel, Insektizide und andere „Nervengifte" zu achten.

## Quecksilber – Amalgam

Quecksilber aus Amalgamfüllungen gehört wohl zu den häufigsten Störfaktoren einer umfassenden Gesundung. Neben einer Beeinträchtigung des Immunsystems wirkt Quecksilber direkt antibiotisch, schädigt also unmittelbar die Darmflora. Eine Zahnsanierung ist – wenn auch manchmal langwierig und kostspielig – hier unbedingt notwendig, um langfristig einen guten, stabilen Gesundheitszustand zu garantieren.

## Zahnstörfelder

*„An jedem Zahn hängt auch ein Mensch."*

Aus der chinesischen Medizin wissen wir, dass jeder Zahn mit einem Regelkreis des Akupunktur-Meridian-Systems korrespondiert. Für den Verdauungsapparat sind es hauptsächlich die Backenzähne, grundsätzlich gilt dies jedoch für alle Zähne. Störend können zum Beispiel Entzündungen der Zahntaschen, Wurzelfüllungen, Entzündungen im Kieferknochen sowie tote Zähne wirken. Solche „Beherdungen" können die Therapie blockieren. Durch genaue Untersuchung – wieder mittels AK – lassen sich oft Ort und Art der Störung herausfinden. Nach Behandlung derselben bessern sich sowohl die lokalen Beschwerden als auch die Pilzbelastung. Nicht unerwähnt sollte bleiben, dass Störungen des Darmes auch auf den Zahnbereich wirken, sodass hier erst die Darmsanierung Abhilfe schafft.

## Emotionaler Stress

Starke emotional-mentale Belastungen führen manchmal zur „Flucht in die Krankheit". Mangel an Zuwendung und Anerkennung sind hier ebenso zu nennen wie Schicksalsschläge, mit denen der Einzelne nur schwer fertig wird. Aber auch die Vorstellung, dass „sowieso nichts hilft" verhindert eine gesundheitliche Verbesserung. Hier sind einfühlsame Gespräche, positives Denken und Motivation notwendig, um solche emotionalen Blockaden aufzubrechen. Auch eine Bachblüten-Therapie oder die Gabe homöopathischer Arzneien unterstützen den Prozess der notwendigen emotionalen Veränderung.

## Parasiten

Parasiten sind wie Bakterien, Viren und Pilze normale Lebewesen unserer Umwelt. Gerade bei wiederkehrenden Pilzerkrankungen ist auch an eine zusätzliche parasitäre Belastung zu denken, deren Behandlung dann vor der nächsten Pilzbehandlung durchzuführen ist. Hierfür stehen heute eine Reihe von ausgezeichneten Medikamenten zur Verfügung. Allerdings ist hier mit einer längeren Behandlung zu rechnen, da hierbei mehrere Lebenszyklen des Parasiten miteingeschlossen werden müssen. Gerade bei Kindern und Jugendlichen sollte bei wiederkehrender Pilzsymptomatik unbedingt auf Parasiten untersucht werden.

# Literatur

Abele, J.: Die Eigenharnbehandlung. Haug 1995.
Burgerstein, L.: Heilwirkung von Nährstoffen. Haug 1994.
Coca, A.: Der Puls-Test. Hyperion 1985.
Gerz, W.: Biologische Präparate und Therapie in der naturheilkundlichen Praxis. AKSE 1995.
Gerz, W.: Lehrbuch der Applied Kinesiology. AKSE 1996.
Gerz, W.: Das ist Applied Kinesiology. Gesundheits-Dialog.
Hauss, R.: Aktuelle mycologische Diagnostik im Labor. Pathogenitätsmechanismen und Virulenzfaktor von Hefen. Vortrag Lanser Symp. 1995.
Heine, H.: Lehrbuch der biologischen Medizin. Hippokrates 1991.
Kähler, D.: Phytotherapie bei Mycosen. Vortrag Lanser Symp. 1995.
Markus, H.: Ich fühle mich krank und weiß nicht warum. Ehrenwirth 1994.
Mayr, P.: Leicht bekömmliche Bio-Küche. Haug 2000.
Mayr/Stossier: Gesund leben durch die Eiweiß-Abbaudiät. Haug 2000.
Mayr/Eichhorn: Gesunde Ernährung bei Rheuma. Haug 2003.
Mayr/Adam: Gesunde Ernährung bei Morbus Bechterew. Haug 2000.
Mayr/Wieser: Energy-Cuisine. Haug 2005.
Nolting, S.: Mycosen des Verdauungstraktes. Hamburg medi 1995.
Pirlet, K.: Was versteht man unter Stoffwechselschlacken? EHK 38 (1989) 223. Zur Problematik der Vollwerternährung. EHK 5/92, 345. Haug 1985.
Rauch, E.: Die Darm-Reinigung nach Dr. med. F. X. MAYR. Haug 2001.
Rauch, E.: Blut- und Säfte-Reinigung. Haug 2005.
Rauch, E.: Natur-Heilbehandlung der Erkältungs- und Infektionskrankheiten. Haug 1995.
Rauch, E.: Die F. X. MAYR-Kur ... und danach gesünder leben. Haug 2001.
Rauch/Mayr: Milde Ableitungs-Diät. Haug 2001.
Rauch/Mayr: Die Kohlenhydratfalle. Haug 2003.
Rauscher, W.: Tödliche Mycosen. Fidelitas.
Rieth, H.: Mycose, Antipilzdiät. notamed 1994.
Stossier: Allergien erfolgreich behandeln mit der F. X. Mayr-Kur. Haug 2002.
Stossier/von Hahn: F.X. Mayr – Medizin der Zukunft. Haug 2002.
Weiss, H.: Kranker Darm – kranker Körper. Haug 1994.
Werbach, M. R.: Nutritional Influence of Illness. Keats Publishing Inc. 1987.
Worlitschek, M.: Original Säure-Basen-Haushalt. Haug 2004.
Zierden/Mayr: F. X. Mayr-Kur: Das Basisbuch. Haug 2005.

# Adressen

## Für weitere Informationen wenden Sie sich an:

IÄAK – Internationale Ärztegesellschaft für Applied Kinesiology, Ärztekammer für Kärnten, A-9020 Klagenfurt, St. Veiterstraße 34

Internationale Gesellschaft der Mayr-Ärzte, Iglerstraße 51–53, A-6080 Igls, e-mail: office@fxmayr.com

Internationale Ärztegesellschaft für Applied Kinesiology, Postfach 15, A-9360 Friesach, e-mail: office@imak.co.at

VIVA – Das Zentrum für Moderne Mayr Medizin, Seepromenade 11, A-9082 Maria Wörth, Tel.: 04273/31117, Fax: 0427331117-150, e-mail: office@viva-mayr.com

## Spezielle Arzneimittel

Apotheke Maria Hilf, Mag. Piskernig, A-9100 Völkermerkt, Münzgasse 1
Centropa Pharma, Dr. Schlett oHG, D-80337 München, Waltherstraße 27
Vitamineral, D-58097 Hagen, Altenhagener Straße 60

# Register

# Rezepte von A–Z

## Stufe 1



## Stufe 2

## Stufe 3



## Übergang zur Normalkost

# Impressum

Bibliografische Information der Deutschen Bibliothek
Die Deutsche Bibliothek verzeichnet diese Publikation in der Deutschen Nationalbibliografie; detaillierte bibliografische Daten sind im Internet über http://dnb.ddb.de abrufbar


Medizinverlage Stuttgart GmbH & Co. KG.,
Oswald-Hesse-Str. 50, 70469 Stuttgart
Printed in Germany

Programmplanung: Dr. Elvira Weißmann-Orzlowski
Bearbeitung: Sabine Seifert
Umschlaggestaltung und Layout: CYCLUS · Visuelle Kommunikation
Satz: Sabine Seifert · Satz/Grafik/Lektorat
Druck und Verarbeitung: Westermann Druck Zwickau GmbH

Gedruckt auf chlorfrei gebleichtem Papier
ISBN 3-8304-2217-2 1 2 3 4 5

Bildnachweis:
Umschlagfotos vorn und hinten: StockFood
Abbildungen innen: Carasana-Bäderbetriebe S. 31, MEV Verlag, Augsburg; CreativCollection, Freiburg; photoDisc, Seattle; Dynamic Graphics, USA; Corel Stock library, USA